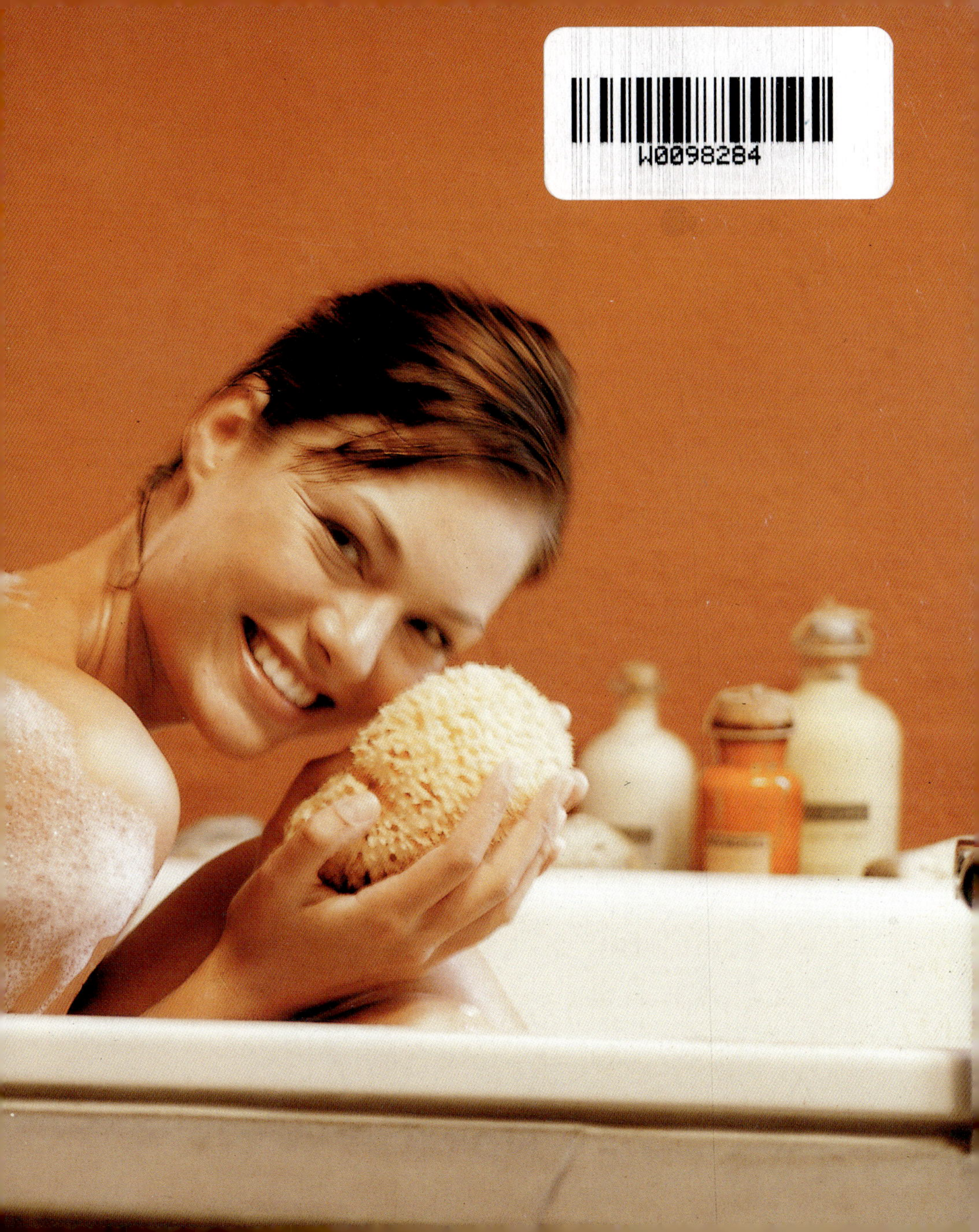

Inhalt

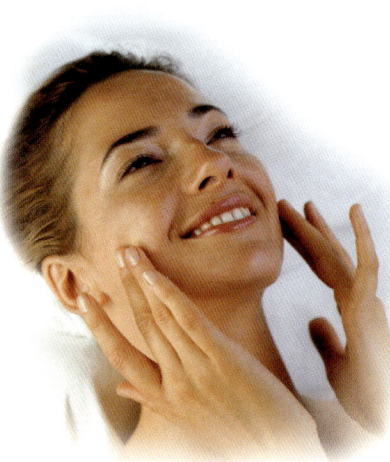

Blitz-Make-ups   4

Schminken Sie sich schön!   5
Neue Make-up-Ära   5
Die Tricks der Visagisten   5
Make-up-Ideen für 1, 5 und 10 Minuten   6
Die drei Make-up-Musts   6
Schön natürlich in nur einer Minute   7
5 Minuten für frische Farbe   8
Party-Make-up in 10 Minuten   9
Die besten Make-up-Tricks   10
Klarer Teint   10
Strahlende Augen   11
Rote Wangen   12
Kussmund   12
Schöne Nägel   13
SOS bei Beautypannen   14

»Gut aufgelegt« den ganzen Tag   18

Rund um die Uhr gepflegt und entspannt   19
Stress für die Haut   19
SOS-Beauty-Quickies   19
Schön in den Tag   20
Neue Power für müde Haut   20
Strahlend schöne Augen   21
Goodbye Kater   22
Gesichtsmassage   22
Energizer für tolles Haar   24
Katzenwäsche   24
Her mit dem Volumen!   24

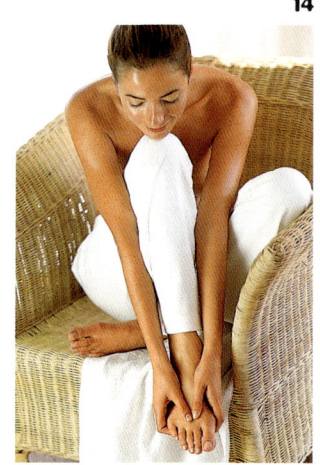

Inhalt

Schnell fit im Büro	**26**
Hilfe für irritierte Haut	26
Refreshing für PC-geschädigte Augen	26
Schluss mit fliegendem Haar	27
Stress lass nach!	28
Nackenstretching	29
Nahrung für die Schönheit	**30**
Ausgeruht und schön am Abend	**32**
Zu Hause ankommen	32
Schnell wieder toll aussehen	33

Quick Relax 34

Lernen Sie, sich zu entspannen!	**35**
Wecken Sie Ihre Energiereserven!	35
Gute-Laune-Garantie	35
Abschalten in der Wanne	**36**
Die besten Badezusätze	36
Farbbäder	37
Raffinierte Masken-Quickies	**38**
Schnell wieder frisch	38
Selbst angerührt	38
Wellness total	**40**
Shiatsu	40
Der Seele Flügel verleihen	41
Moxen	41
Balance für Körper und Geist	**42**
Die 11 besten Gute-Laune-Tipps	**44**
Gesucht – gefunden	**46**
Buchtipps	46
Hilfreiche Adressen	46
Sachregister	46

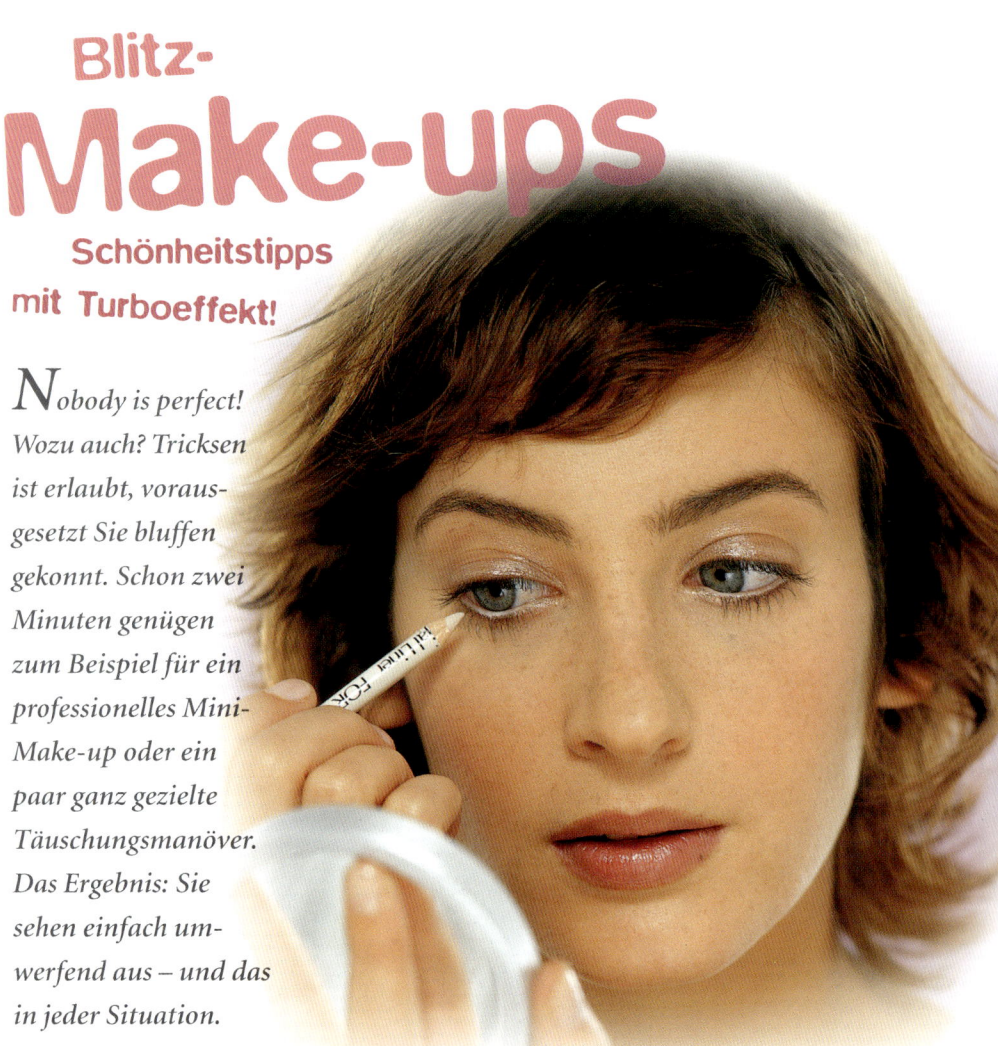

Blitz-Make-ups

Schönheitstipps mit Turboeffekt!

Nobody is perfect! Wozu auch? Tricksen ist erlaubt, vorausgesetzt Sie bluffen gekonnt. Schon zwei Minuten genügen zum Beispiel für ein professionelles Mini-Make-up oder ein paar ganz gezielte Täuschungsmanöver. Das Ergebnis: Sie sehen einfach umwerfend aus – und das in jeder Situation.

Schminken Sie sich schön!

Na, letzte Nacht mal wieder zu lange um die Häuser gezogen? Oder viel zu viele Überstunden gemacht? Trotzdem wollen Sie im Büro natürlich fit aussehen, abends als Beauty-Queen auf die Piste gehen. Dann kann es nicht schaden, ein paar ultimative Tricks zu kennen, die im Nu wieder jugendliche Frische auf Ihr Gesicht zaubern.

Neue Make-up-Ära

Die Zeiten, als die Make-up-Grundierung wie eine schwere Maske auf dem Gesicht lag und Puder die feinen Poren verstopfte, sind zum Glück lange vorbei. Dank High-Tech-Formeln sind Foundations und Co heute derart leicht in ihrer Konsistenz, dass man sie kaum noch wahrnimmt. Puder können sogar extra Feuchtigkeit für die Haut liefern und dabei trotzdem perfekt mattieren. Cremiger Lidschatten lässt sich ganz einfach mit den Fingern auftragen – das spart Applikatoren und bröselnde Farbreste. Und Lippenstifte sind Generationen davon entfernt, die dünne Haut auf den Lippen zusätzlich auszutrocknen. Im Gegenteil – sie versorgen sie nicht nur mit unzähligen pflegenden Wirkstoffen, sondern haben oft sogar auch einen integrierten Lichtschutzfaktor.

Die Tricks der Visagisten

Schlupflider, gerötete Augen oder ein in letzter Minute entdeckter Pickel: Mit den richtigen Profitricks lassen sich kleine Schönheitsfehler gekonnt vertuschen. Die Insidertipps auf den folgenden Seiten können Sie ohne großen Aufwand in Ihren Beautyalltag einbauen.

Schummeln wie ein Profi

Doch gerade wenn die Zeit besonders drängt, kann im Eifer des Gefechts schnell einmal ein Ausrutscher passieren, was dann einer Tragödie gleichkommt. Bleiben Sie einfach ganz cool und blättern Sie zur Seite 14: Dort steht, wie sich kleine Make-up-Fehler im Nu wieder beheben lassen.

---

info:

BUNT GEMOGELT

Transparentpuder fixiert die Farbe auf der Haut und mattiert den Teint. Farbige Puder können noch viel mehr:

➤ Vanillegelb ist klasse bei Fältchen und kleinen Hautunebenheiten.

➤ Apricot und Pink lassen die Haut frischer wirken. Vorsicht: Couperose und Hautrötungen fallen durch Puder in Rosa stärker auf.

➤ Grün kaschiert Rötungen, wenn Sie es unter neutralem Beige verwenden.

➤ Flieder bringt den Teint zum Strahlen, vor allem bei sanftem Kerzenlicht.

Make-up-Ideen für 1, 5 und 10 Minuten

Sie möchten morgens nicht noch früher aufstehen, nur um ein perfektes Make-up aufzulegen? Mit dem richtigen Know-how können Sie ohne großen Schminkstress top gestylt losziehen.

Die drei Make-up-Musts

Die »Top Three« in Sachen Make-up heißen Foundation, Wimperntusche und Lippenstift. Wer diese drei Utensilien im Bad hat oder in der Handtasche bei sich trägt, braucht sich keine Gedanken ums Aussehen zu machen.

Die Foundation

Je nach Hauttyp sorgen ein leichtes Fluid (normale bis trockene Haut), eine Cremegrundierung (sehr trockene Haut) oder ein mattierendes Kompakt-Make-up (ölige Haut) für einen ebenmäßigen, frischen Teint. Wenn Sie eine klare Haut ohne Rötungen und Unebenheiten haben, genügt sogar schon eine getönte Tagescreme.
Am natürlichsten wirkt es, wenn Sie die Produkte mit den Fingern auftragen: Je einen Tupfer auf Stirn, Nase, Wangen und Kinn geben und von der Mitte zum Rand mit leichten Rollbewegungen in die Haut tupfen.

Mascara

Wimperntusche öffnet den Blick. Wenn Ihnen Schwarz zu hart erscheint, greifen Sie zu brauner oder – ideal bei blauen Augen – grauer Mascara. Sollen die Augen noch ein bisschen mehr strahlen, geben Sie zusätzlich mit dem Finger etwas hellen Lidschatten als Highlighter direkt unter die Brauen.

Lippenstift oder Gloss

Er ist der Liebling der Frauen, und das zu Recht: der Lippenstift. Fürs Soft-Make-up sind jedoch nicht alle Farben geeignet: Blaustichiges Rot, Aubergine, Pink und dunkles Braun wirken einfach zu dominant. Ansonsten ist jedoch erlaubt, was gefällt und zum Farbtyp oder Outfit passt. Besonders natürlich wirken helle Terrakotta- und Rosenholznuancen. Aber auch gegen ein leuchtendes Kirschrot ist nichts einzuwenden. Unauffälliger ist transparentes oder zart getöntes Lip-Gloss. Es bringt reichlich Glanz und lässt die Lippen voller aussehen. Noch dezenter: Ein Tupfer Gloss in der Mitte des Mundes.

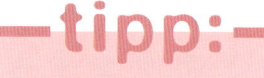

SPUREN VERMEIDEN

Farbreste am Haaransatz wirken nicht gerade vorteilhaft. Streichen Sie daher das Make-up zu den Rändern hin leicht aus. Um Ausrutscher zu kaschieren, wischen Sie zum Schluss noch einmal mit einem feuchten Make-up-Schwämmchen über die entsprechende Partie.

Schön natürlich in nur einer Minute

Jeden Morgen dasselbe: Zu spät aus den Federn gekrochen, zu lang Zeitung gelesen, Kaffee getrunken und dann noch unter die Dusche. Nur zum Schminken reicht die Zeit mal wieder nicht mehr? Nichts da! In einer Minute werden Sie klasse aussehen.

Natürlicher Teint

Wenn Ihr Teint von Natur aus klar ist, sind Sie bereits nach 60 Sekunden startklar: Es genügt etwas getönte Tagescreme, die gleichzeitig Feuchtigkeit und Farbe liefert und die Haut vor UV-Strahlen schützt. Alle anderen brauchen ein bis zwei Minuten mehr, um Foundation aufzutragen. Decken Sie dann kleine Unebenheiten oder Rötungen mit flüssigem Concealer ab.

Rosige Wangen

Ein Hauch Cremerouge sorgt für den richtigen Frischekick. Lachen Sie Ihrem Spiegelbild zu, und geben Sie auf alle erhabenen Partien (Wangen, Kinn, Nasenspitze) einen Tupfer Farbe. Verwischen Sie die Farbe zu den Rändern hin. Wer kein Cremerouge hat, kann auch Lippenstift verwenden. Er wirkt hier viel transparenter als auf den Lippen. Geben Sie zusätzlich einen Hauch Highlighter auf die Wangenknochen, um die Konturen Ihres Gesichts zu unterstreichen.

Klare Augen

Der Endspurt: Besprühen Sie ein Brauen- oder ein ausgedientes Mascarabürstchen mit Haarspray, und kämmen Sie die Augenbrauen nach oben und außen in Form. Anschließend tuschen Sie die Wimpern mit dunkelbraunem oder schwarzem Volumenmascara – ein Tuschvorgang genügt. Wenn Sie noch ein paar Sekunden haben, tupfen Sie hellen Highlighter unter die Brauen, der den Blick zusätzlich öffnet. Schon sehen Sie absolut erholt aus.

Schöner Mund

Statt Lippenstift tupfen Sie einfach etwas farbiges Gloss mit den Fingern auf – fertig!

Ganz exakt können Sie Gloss mit einem Lippenpinsel auftragen. Schneller geht's mit dem Finger.

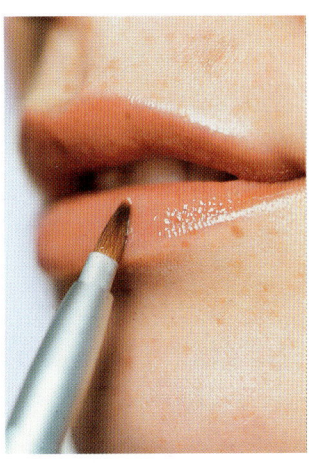

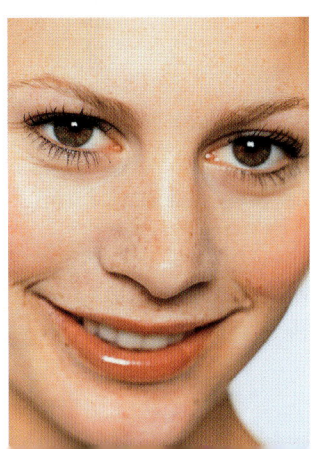

5 Minuten für frische Farbe

Schon fünf Minuten reichen völlig aus, um Ihr Gesicht richtig in Szene zu setzen.

Grundierung

Um kleine Unebenheiten zu überdecken, tragen Sie flüssige Foundation in Tupfen auf das Gesicht auf und verteilen sie mit den Fingern von der Nase aus in Richtung Hals und Haaransatz. Zur Fixierung mit Pinsel oder Quaste losen Transparentpuder aufstäuben.

> **tipp:**
>
> **DIE RICHTIGE FARBE**
>
> Testen Sie ein neues Make-up nicht auf dem Handrücken, sondern immer an der Innenseite des Unterarms oder – noch besser – direkt am Hals (ungeschminkt einkaufen gehen). Kunstlicht verfälscht die Farben. Gehen Sie daher unbedingt ans Tageslicht.

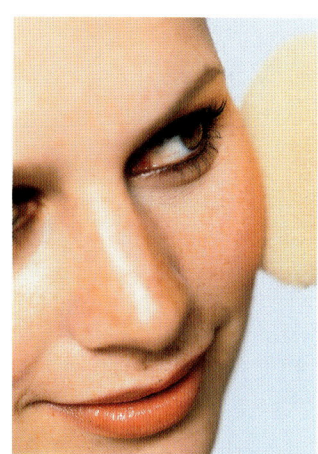

Zu viel Rouge erwischt? Stäuben Sie einfach noch einmal etwas losen Puder über die Wangen.

Rouge

Wählen Sie für das Rouge frisches Rosé oder Apricot, im Sommer auch ein helles Terrakotta. In den Spiegel grinsen und ein übertriebenes Apfelbäckchenlächeln aufsetzen. Den Rougepinsel an der höchsten Stelle der Wangen ansetzen und zum Jochbogen ausstreichen. Farbe nach unten sanft verwischen.

Lidschatten und Co

Tragen Sie auf das obere bewegliche Lid einen hellen Braunton auf. Ziehen Sie mit

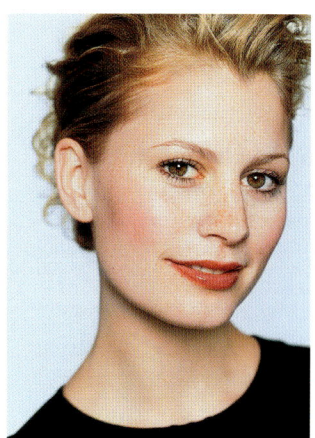

Rot macht frisch: Die Betonung beim 5-Minuten-Make-up liegt auf dem Mund.

derselben Farbe am unteren Wimpernrand eine feine Linie. Als Highlighter: ein Tupfer Goldbraun unter die Brauen. Wimpern schwarz oder dunkelbraun tuschen und die Brauen mit farbloser Mascara in Form bringen.

Rote Lippen

Wer es dezent mag, gibt rotes Gloss auf die Lippen. Für stärkere Akzente: Den Mund mit Konturenstift umranden, mit Lippenstift auspinseln und etwas farbloses Gloss auf die Lippenmitte tupfen.

Party-Make-up in 10 Minuten

Auweia, schon wieder zu spät aus dem Büro gekommen. Dabei wollten Sie sich doch vor dem Date noch richtig schön machen. Nur nicht ärgern! Mit diesen Stylingtipps sind Sie im Handumdrehen partytauglich.

Für Pfirsichhaut

Kaschieren Sie Augenringe, rote Äderchen und kleine Hautrötungen mit einem hellen Abdeckstift. Die Farbe vermischt sich besonders gut mit der Grundierung, wenn Sie sie vor dieser auftragen. Einzelne, besonders auffällige Partien können Sie auch über dem Make-up kaschieren, da der Stift dann besser deckt. Tragen Sie nun ein Kompakt-Make-up auf: Wenn Sie zu Hautunreinheiten neigen, benutzen Sie dazu ein feuchtes Schwämmchen. Wer von Natur aus einen zarten Teint hat, verwendet das Make-up trocken. Dann wirkt es wie Transparentpuder.

Satt modelliert

Damit das Rouge auch im sanften Kerzenschimmer noch wirkt, modellieren Sie Ihre Wangen in einem satten Papayaton. Stäuben Sie zum Schluss noch etwas Farbe an den Haaransatz.

Perfekter Augenaufschlag

Betonen Sie das Oberlid bis über die Lidfalte mit kupferfarbenem Puderlidschatten. Ziehen Sie mit derselben Farbe am unteren Wimpernrand eine schmale Linie. Betonen Sie die Augen zusätzlich rundum mit braunem Kajal, und tuschen Sie sie mit schwarzer Mascara. Setzen Sie direkt unter die Augenbrauen einen goldenen Highlighter, und bringen Sie die Brauen mit Haargel in Form.

Kussmund

Sind die Augen so stark betont wie bei diesem Make-up, sollten Sie sich beim Mund lieber zurückhalten. Malen Sie die Lippen in einem Pfirsichton aus, und umranden Sie sie dann mit einem farblich passenden Konturenstift. Zum Schluss etwas schimmerndes Gloss auftupfen.

Fehlt in keinem Visagisten-Koffer: ein Concealer, mit dem sich dunkle Augenringe abdecken lassen.

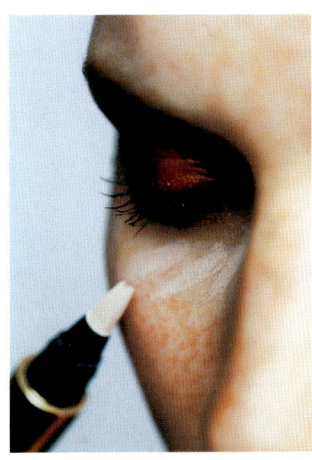

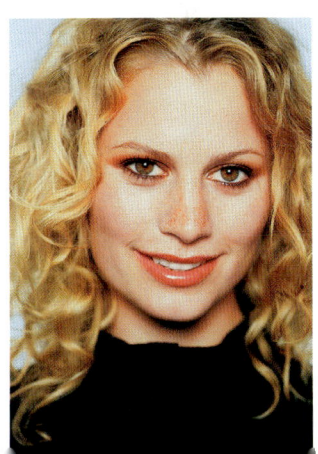

Die besten Make-up-Tricks

Es gehört zu den unerklärlichen Mysterien des Alltags, dass Pickel immer kurz vor dem Date aufblühen und die Augen vor Meetings stets besonders gerötet sind. Zum Glück gibt es gegen diese Beautyfallen ebenso wunderbare Tricks wie gegen andere kleine Schönheitsfehler.

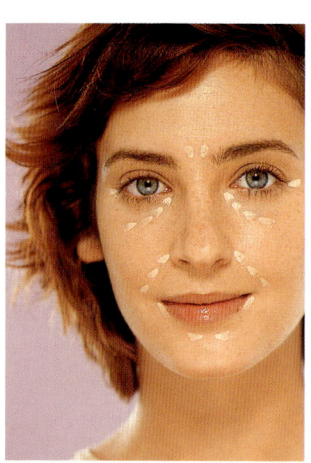

Fältchen verschwinden optisch, wenn Sie sie unter dem Make-up mit Concealer nachstricheln.

Klarer Teint

Foundation ist die Basis eines Make-ups. Doch manchmal lassen sich Rötungen und Schatten damit allein nicht abdecken.

Pickelchen (1 Minute)

Profivisagisten verlassen sich bei Pickeln auf diesen SOS-Trick: Tupfen Sie zuerst mit einem Wattestäbchen etwas fettfreie Grundierung auf den Pickel. Nach dem Trocknen die Ränder soft verstreichen und etwas Puder darüber stäuben. Auch gut: Den Pickel erst nach dem Schminken mit einem helleren Abdeckstift betupfen.

Rote Äderchen (1 Minute)

Verteilen Sie auf roten Äderchen einen Hauch grüne Abdeckcreme. Leicht antrocknen lassen, erst dann das Make-up darüber tupfen.

Augenringe (1 Minute)

Dunkle Augenringe können Sie mit einem Concealer überblenden, den Sie nach dem Auftragen sanft mit den Fingerspitzen einklopfen. Merke: Produkte mit fester Konsistenz decken stärker als flüssige (vorher Augencreme auftragen, dann lässt sich die Farbe besser verteilen). Bei sehr dunklen Augenringen geben Sie etwas gelbliche Camouflagecreme unter die Foundation. Schimmern die Schatten im Lauf des Tages wieder durch, tupfen Sie einfach noch einmal etwas Concealer über das Make-up und verwischen die Übergänge.

Fältchen (1 Minute)

Um Schatten um Nase und Mund optisch wegzumogeln, ziehen Sie Nasenflügel und Nasolabialfalten nach dem Grundieren mit Concealer nach und verreiben die Farbe vorsichtig mit den Fingern.

Hektische Flecken (2 Minuten)

Grün schluckt Rot! Bei hektischen roten Flecken mischen Sie etwas grünlichen Lidschattenpuder ins Make-up.

Die besten Make-up-Tricks

Strahlende Augen

Die Augen machen ein Gesicht erst richtig interessant. Damit Sie auch an miesen Tagen Eindruck machen, dürfen Sie ruhig ein wenig tricksen.

Rote Augen (1 Minute)

Weißes Kajal im Innenlid ist Light-Make-up für müde Augen. Es überstrahlt leichte Rötungen.

Kleine Augen (1 Minute)

Sie wirken größer, wenn Sie Kajal oder Eyeliner nur am oberen Wimpernrand einsetzen. Auch hier wirkt weißes Kajal am unteren Innenlid wahre Wunder. Lassen Sie in der Mitte etwa 3 Millimeter frei – macht den Blick hellwach und blendet Augenschatten optisch aus.

Schlupflider (5 Minuten)

Tragen Sie auf das bewegliche Lid mit einem Applikator Highlightercreme auf, und fixieren Sie diese mit hellem Puderlidschatten. Dann ziehen Sie die gesamte Lidfalte genau über der Augenhöhle mit dunkelbraunem Lidschatten und einem angefeuchteten Pinsel von außen nach innen nach. Verwischen Sie die Linie sanft zu den Brauen, und tuschen Sie die Wimpern schwarz.

Für Brillenträgerinnen (5 Minuten)

Wenn Sie kurzsichtig sind, verkleinern die Brillengläser Ihre Augen. So vergrößern Sie sie optisch wieder: Tragen Sie hellen Lidschatten auf das bewegliche Lid auf. Schattieren Sie die äußeren Augenwinkel bis zur Augenmitte dunkler. Ziehen Sie auch die Lidfalte entlang der Augenhöhle mit dem dunklen Ton nach. Highlighter unter die Brauen und an den inneren Augenwinkeln auftupfen. Wimpern kräftig tuschen.

Dünne Augenbrauen (3 Minuten)

Mit mittelbraunem Puderlidschatten können Sie dünne Augenbrauen ganz natürlich

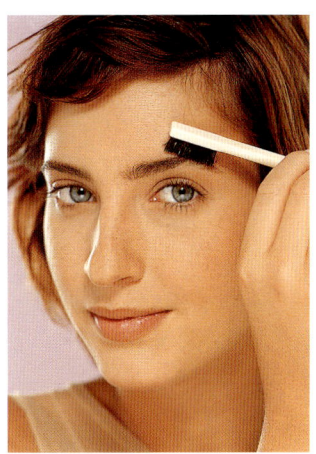

Brauenstift immer mit einem Bürstchen verwischen, damit die Kontur nicht zu hart wirkt.

auffüllen. Strichlen Sie dazu einfach mit einem extrafeinen Zeichenpinsel in Wuchsrichtung zwischen die Härchen. Wenn Sie lieber mit einem Brauenstift malen: Auch hier müssen Sie ganz feine Striche ziehen und diese anschließend mit einem Brauenbürstchen verwischen.

Schön geschwungene Wimpern (2 Minuten)

Besonders geschwungene Wimpern gibt es mit einer Wimpernzange. Vor Gebrauch mit dem Föhn erwärmen.

Vorsicht: Benutzen Sie eine Wimpernzange immer vor dem Schminken. Getuschte Wimpern können brechen.

Gut getuscht (3 Minuten)

Um so genannte Fliegenbeine zu vermeiden, müssen Sie die Mascara immer gut trocknen lassen (etwa zwei Minuten), ehe Sie die Wimpern ein zweites Mal tuschen. Außerdem immer vom Ansatz zu den Spitzen und von außen beginnend tuschen.

Echt falsch (5 Minuten)

Natürlicher als falsche Wimpern wirken einzelne Härchen, die Sie mit Pinzette und Spezialkleber zwischen die echten oberen Wimpern setzen.

Rote Wangen

Richtig aufgetragen modelliert Rouge das Gesicht und sorgt für gesunde Farbe.

Richtig dosiert (1 Minute)

Lieber zwei dünne Schichten Farbe auf die Wangen geben als eine zu dicke. Nehmen Sie Puderrouge mit einem dicken Rougepinsel auf, klopfen Sie überschüssigen Puder am Handrücken ab, und fahren Sie erst dann übers Gesicht.

Korrekt platziert (1 Minute)

So finden Sie die richtige Stelle fürs Rouge: Lassen Sie den Kopf etwa 30 Sekunden nach unten hängen, und richten Sie sich dann schnell wieder auf. Dort, wo sich die Wangen leicht gerötet haben, tragen Sie nun das Rouge auf.

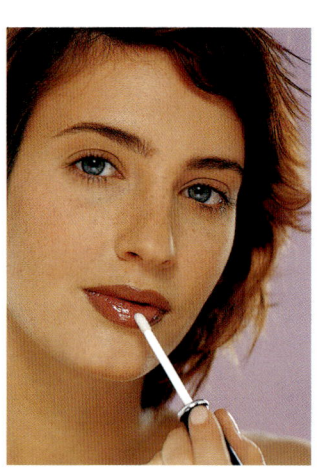

Ein Tupfer Gloss auf der Lippenmitte zaubert im Handumdrehen einen Kussmund.

Rundes Gesicht (1 Minute)

Mit einem Hauch mattbraunem Rouge wirkt ein rundes Gesicht optisch gleich viel schmaler. Schattieren Sie die Partie unter den Wangenknochen in Form eines auf der Spitze stehenden Dreiecks, und geben Sie auch einen Tupfer Rouge aufs Kinn.

Eckiges Gesicht (1 Minute)

Um ein eckiges Gesicht nicht noch zusätzlich zu betonen, tragen Sie das Rouge nur ganz zart entlang der Kieferknochen auf.

Kussmund

Nicht nur mit immer neuen Farben können Sie Blicke auf sich ziehen, sondern auch mit der richtigen Schminktechnik.

Schmale Lippen (1 Minute)

Hände weg von dunklen Konturenstiften! Ziehen Sie stattdessen mit einem hautfarbenen Stift die Konturen des Amorbogens und mittig unterhalb der Unterlippe nach. Verwischen Sie die

Die besten Make-up-Tricks

tipp:

LIPPENPEELING

Bei trockenen Lippen helfen softe Massagen mit einer weichen Zahnbürste, um lose Hautschüppchen abzurubbeln. Tragen Sie anschließend regenerierenden Lippenbalsam auf. Alternative für Naschkatzen: Lassen Sie rund 15 Minuten eine dicke Schicht Honig einwirken, der reichlich pflegende Wirkstoffe enthält.

Linien mit einem Wattestäbchen, und umranden Sie mit einem Konturenstift in Lippenfarbe die äußere Lippenkontur. Lippenstift auftragen.

Hängende Mundwinkel (1 Minute)

Ziehen Sie die Lippenkontur mit Konturenstift nach. Lassen Sie dabei die Linie kurz vor den Mundwinkeln enden. Alternative: Decken Sie die Mundwinkel mit Foundation und Puder ab, und zeichnen Sie an den Mundwinkeln eine geschwungene Kontur auf.

Longlasting-Farbe (1 Minute)

Nachdem Sie den Lippenstift aufgetragen haben, ziehen Sie eine Lage von einem Kosmetiktuch ab, legen sie auf den Mund und stäuben losen Puder darüber. Dieser dringt durch die Poren im Vlies und fixiert die Farbe auf den Lippen, ohne ihre Leuchtkraft zu mindern. Fast kussecht!

Lippenstiftfreie Zähne (20 Sekunden)

Damit überschüssige Lippenstiftfarbe nicht an den Zähnen klebt, stecken Sie nach dem Autragen den Zeigefinger in den Mund, schließen die Lippen darum und ziehen den Finger wieder heraus.

Schöne Nägel

Gepflegte Hände und schöne Nägel runden ein perfektes Make-up ab.

Neuer Glanz (3 Minuten)

Wenn die alte Lackschicht schon ein wenig trübe wirkt, lackieren Sie einfach mit transparentem 60-Sekunden-Lack über die Nägel. Schon leuchtet die Farbe wieder.

Frisch gewienert (5 Minuten)

Keine Zeit mehr, die Nägel zu lackieren? Das bringt auf die Schnelle Glanz: Bestäuben Sie die Fingernägel mit einem speziellen Polierpuder, und wienern Sie sie mit einem weichen Wildlederkissen auf Hochglanz (Puder und Kissen gibt es in Drogerie und Parfümerie).

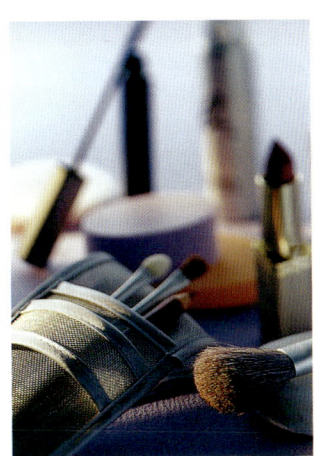

Schaumstoffapplikator und verschiedene Pinsel: Mehr Schminkwerkzeug brauchen Sie nicht.

SOS bei Beautypannen

Typisch: Ausgerechnet, wenn die Zeit einmal wieder besonders knapp ist, rutscht uns der Lippenstift aus, bröselt die Mascara oder reißt ein Nagel. Dank des folgenden Intensivkurses in Pannenhilfe lassen sich in Zukunft jedoch kleine Dramen verhindern. Das schont Ihre Nerven für die wirklich wichtigen Dinge.

Lippenstiftpatzer (1 Minute)
Beim Kolorieren abgerutscht? Tupfen Sie die Lippen mit einem Kosmetiktuch ab, und entfernen Sie die letzten Farbspuren mit einem feuchten Wattestäbchen. Mit der trockenen Seite anschließend einen Hauch Concealer auftupfen und die Übergänge sanft verwischen.

Fettglanz ade (1 Minute)
Damit das Make-up nicht glänzt, das Pudern nicht vergessen. Ideal für zwischendurch: absorbierende Puderplättchen, die den Fettglanz wie kleine Löschblätter aufsaugen. Einfach auf die entsprechende Partie drücken – fertig! Den gleichen Effekt erzielen Sie mit Kompaktpuder und einem Wattepad.

Fleckiges Make-up (3 Minuten)
Wenn Sie eine eher ölige Haut haben, kann das Make-up schnell fleckig aussehen. Das hilft: Drücken Sie ein Kosmetiktuch auf die betroffenen Partien, um überschüssigen Talg abzunehmen. Tragen Sie dann etwas neues Make-up auf. Die Übergänge gut verwischen und alles mit Transparentpuder mattieren.

Apfelbäckchen (1 Minute)
Zu tief ins Rougetöpfchen gegriffen? Bei Puderrouge stäuben Sie mit einem dicken Pinsel mehrmals losen Puder über die Wangen, das mildert die Farbe und sorgt für harmonische Übergänge. Dieselbe Technik klappt übrigens

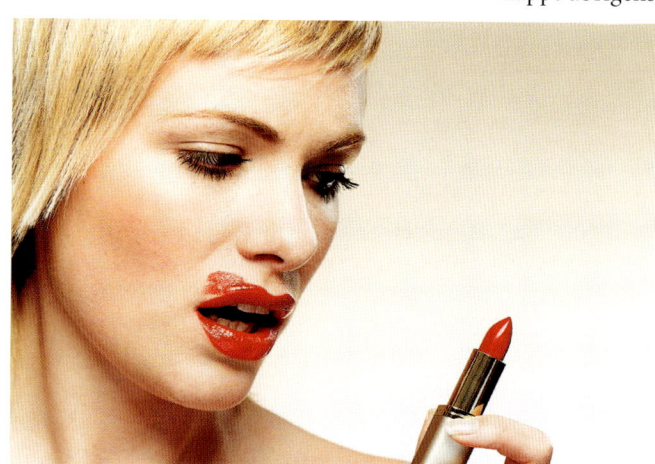

Voll daneben: Damit es gar nicht erst so weit kommt, malen Sie die Lippen sorgfältig mit einem speziellen Lippenpinsel aus.

auch bei zu kräftigem Puderlidschatten. Cremerouge mit einem feuchten Kosmetiktuch schräg nach oben zu den Schläfen hin abwischen. Falls nötig etwas Foundation über die geröteten Wangen tupfen und die Übergänge zum Make-up sanft verwischen.

Eyeliner (2 Minuten)

Zu dick oder schief – ein verpatzter Lidstrich zerstört das ganze Make-up. Flüssiger Eyeliner ist daher nur etwas für Geübte: Den Kopf vor dem Spiegel leicht nach hinten neigen und die schmale Linie über dem oberen Wimpernrand in einem Strich von innen nach außen nachziehen. Verschmierte Farbe trocknen lassen und die Linie mit einem feuchten Wattestäbchen korrigieren. Einfacher gelingt der Lidstrich mit Kajalstift, den Sie vorher kurz mit dem Föhn erwärmen, damit er richtig gut malt. Ziehen Sie direkt am Wimpernrand eine Linie, und verwischen Sie sie mit einem Wattestäbchen.

Mascaraflecken (1 Minute)

Dunkel getuschte Wimpern geben den Augen mehr Kontur. Doch Mascara kann auch unschöne Spuren hinterlassen. Um Farbpatzer rund ums Auge zu entfernen, tupfen Sie ein Wattestäbchen in flüssige Foundation und wischen damit die Mascarareste weg. Übrigens: Tuschespuren unter den Augen lassen sich vermeiden, wenn Sie nur die oberen Wimpern tuschen und den unteren Wimpernrand mit Kajal oder dunklem Lidschatten nachziehen.

Krümelnde Mascara (3 Minuten)

Bröselt die Tusche, setzen sich die kleinen Farbpartikel in den Fältchen rund ums Auge ab. Damit es gar nicht erst so weit kommt, tuschen Sie nur zweimal und lassen die Farbe dazwischen etwa zwei Minuten trocknen. Und noch ein Tipp: Stäuben Sie eine Extraportion losen Transparentpuder auf die geschlossenen Augen, bevor Sie mit dem Augen-Make-up beginnen. Wenn doch etwas bröselt, können Sie die Krümel mitsamt dem Puder einfach mit einem dicken Pinsel wegwischen, ohne dass die Farbe auf der Haut verschmiert.

Fliegenbeine (3 Minuten)

Igitt, Fliegenbeine! Wenn der Mascara klumpt, müssen Sie die Farbe trocknen lassen und die Wimpern mit einem Brauenbürstchen kämmen. Hilft das nichts: Mit einem speziellen Eyeremover alles abnehmen und noch einmal von vorn anfangen.

info:

Helle Zähne

Vorsicht, wenn Ihre Zähne von Natur aus einen leicht gelblichen Ton haben: Lippenstift in blaustichigem Rot, Apricot oder Orange betont dies noch zusätzlich. Besser sind ein kräftiges Kirschrot oder dezente Rosenholztöne. Sie lassen die Zähne optisch heller wirken.

Zu dünne Brauen (3 Minuten)

Wildwuchs ist zwar out, aber zu schmal sollten die Augenbrauen auch wieder nicht sein, sonst wirkt das Gesicht schnell nackt und leblos. Wenn Sie einmal zu stark gezupft haben, können Sie mit einem Brauenstift mehr Volumen vortäuschen. Aber Vorsicht: Eine durchgehende dunkle Linie wirkt hart und maskenhaft. Besser sind sorgfältig aufgemalte kurze Striche in der Naturfarbe der Brauen.

Nagellackpatzer (1 Minute)

Kleine Ausrutscher mit dem Nagellack können Sie mit einem speziellen Stift wie mit einem Tintenentferner beseitigen. Muss die Farbe noch einmal vom ganzen Nagel runter, aber es ist kein Entferner zur Hand? Tragen Sie eine Schicht Klarlack auf, und wischen Sie diesen nach zehn Sekunden mit einem Kosmetiktuch wieder ab. Dabei verschwindet dann auch gleich die alte Farbschicht.

Eingerissener Nagel (5 Minuten)

Zupfen Sie eine Lage von einem Papiertaschentuch. Reißen Sie ein Stück ab, das gerade so groß ist, dass es die eingerissene Stelle an allen Seiten leicht überdeckt. Feuchten Sie das Vlies mit Wasser oder Spucke an, und drücken Sie es auf den Nagel. Jetzt müssen Sie nur noch zweimal über den ganzen Nagel lackieren (dazwischen den Lack trocknen lassen). Auch gut: so genannter Repairfilm aus der Drogerie, der ebenfalls überlackiert wird.

Pony verschnitten (1 Minute)

Eigentlich wollten Sie ja nur noch den Friseur an Ihre Haare lassen. Aber dann war der Pony einfach zu lästig! Und es sollten doch nur ein paar Zentimeter weniger sein. Im Eifer haben Sie dann voll danebengeschnitten! Erste Hilfe: Haargel in die Strähnen reiben und alles verstrubbeln. Oder einzelne Ponysträhnen aus dem Gesicht stecken.

Grünstich im Haar (3–10 Minuten)

Durch Kupfer im Wasser (aus Sanitärleitungen oder in Anti-Algen-Mitteln im Schwimmbad) bekommt blondiertes Haar auf Dauer einen leichten Grünstich. Dagegen hilft eine Spülung mit klarem Wasser, in dem zwei Aspirin-C-Plus-Tabletten gelöst wurden. Auch spezielle Peelingshampoos mindern das Grün – anschließend aber eine Haarkur auftragen.

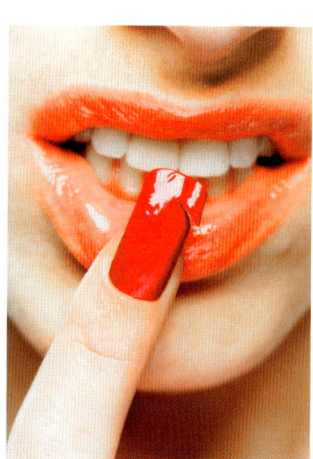

Erste Hilfe bei eingerissenen Nägeln: ein »Pflaster« aus Kosmetiktuch oder speziellem Repairfilm.

SOS bei Beautypannen

Zu viel Gel (5 Minuten)
Haben Sie beim Haarstyling zu tief ins Gel gegriffen? Dann versuchen Sie, so viel Gel wie möglich mit einem trockenen Handtuch aus den Haaren zu rubbeln. Stäuben Sie dann mit einer Puderquaste Transparentpuder auf die Hände, und kämmen Sie das Haar kopfüber mit den Fingern durch, während Sie es mit kalter Föhnluft anpusten.

Haare verheddert (3–5 Minuten)
Föhnen mit der Rundbürste bringt wahnsinniges Volumen. Damit sich die Haare jedoch nicht in der Bürste verheddern, dürfen die abgeteilten Strähnen nicht breiter als die Bürste sein. Außerdem: Beim Aufrollen die Bürste immer vom Kopf wegziehen, damit das restliche Haar nicht hängen bleibt. Hat sich doch einmal alles verklemmt, müssen Sie die umliegenden Haare wegstecken und Strähne für Strähne mit einem Stielkamm aus den Borsten zupfen.

Selbstbräunerflecken (5–10 Minuten)
Auf verhornten Hautpartien färbt Selbstbräuner besonders stark. Machen Sie deshalb vorher immer ein Peeling, und wischen Sie nach dem Auftragen mit einem feuchten Schwamm leicht über die rauen Stellen. Haben Sie das vergessen und sind manche Partien deutlich bräuner als andere? Massieren Sie erst eine Portion Babyöl in die Haut, und machen Sie dann ein Bodypeeling. Das mildert die Flecken.

Schnittverletzungen (30 Sekunden)
Wenn Sie sich beim Nassrasieren schneiden, hilft ein Alaunstift (aus der Apotheke), um die Blutung zu stoppen. Damit die empfindliche Haut nicht unnötig malträtiert wird, sollten sie auf jeden Fall immer Rasierschaum benutzen. Als Alternative für trockene Haut sind Haarspülungen super. Wichtig: Wechseln Sie regelmäßig die Klinge!

Schweißattacke (1 Minute)
Kommen Sie auch so schnell ins Schwitzen? Ideal für zwischendurch sind einzeln verpackte Deotücher für die Handtasche. Sind diese einmal nicht zur Hand, geben Sie einfach etwas Parfüm auf zwei Papiertaschentücher und klemmen sich diese für etwa eine Minute unter die Achseln. Vorsicht: Bei frisch rasierten Achseln nur alkoholfreies Parfüm verwenden, sonst brennt es höllisch!

Sonnenbrand (5–10 Minuten)
Wenn Sie zu lange unter der Höhensonne waren und sich die Haut nun leicht rötet, hilft eine ausgiebige kühle Dusche. Tragen Sie anschließend statt Bodylotion eiskalte Buttermilch (aus dem Kühlschrank) oder Aloe-vera-Gel auf die Haut auf. Die Wirkstoffe mindern Rötungen und beschleunigen die Hautregeneration. Hilft übrigens auch, wenn Sie in der Mittagspause das Gesicht zu lange in die Sonne gehalten haben.

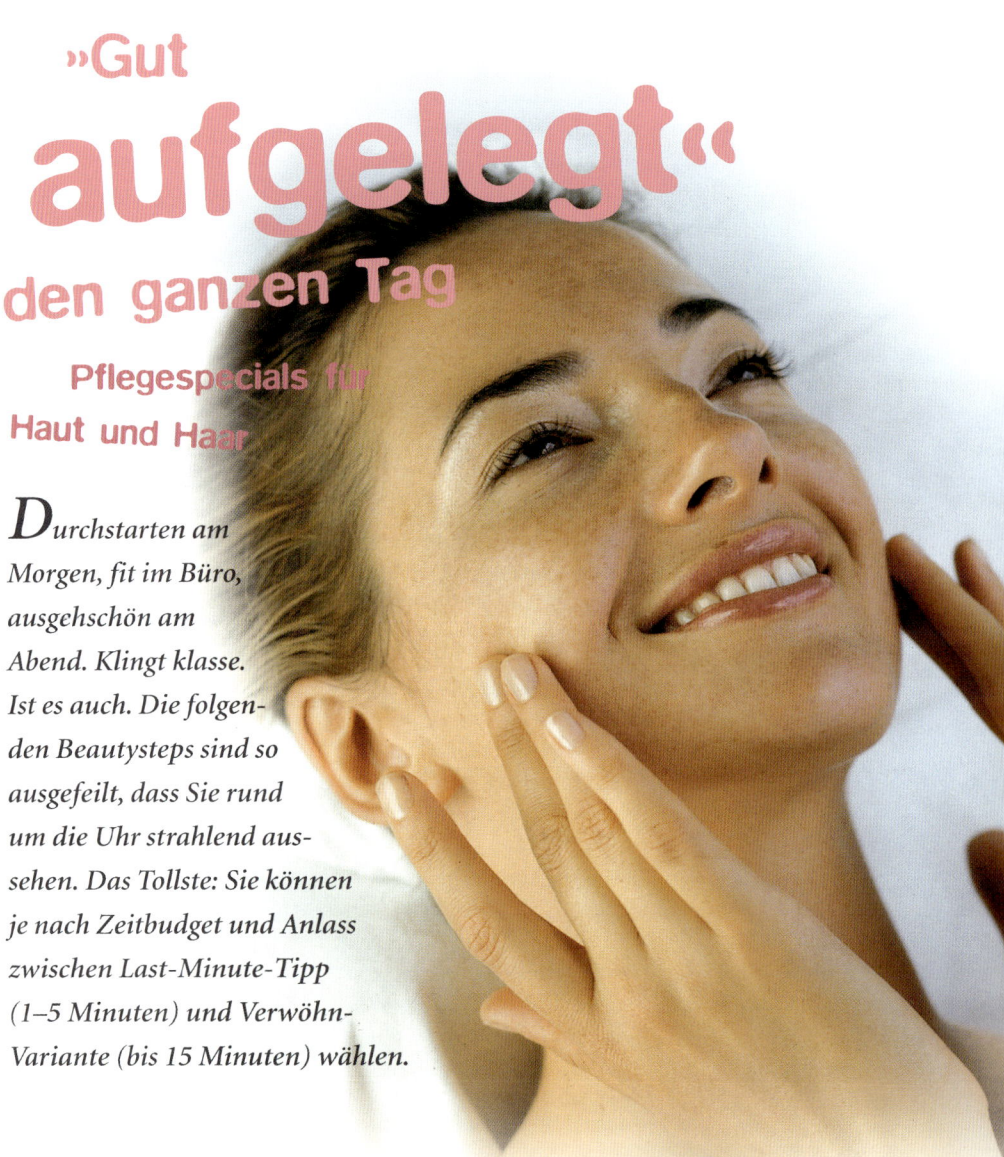

»Gut aufgelegt« den ganzen Tag

Pflegespecials für Haut und Haar

Durchstarten am Morgen, fit im Büro, ausgehschön am Abend. Klingt klasse. Ist es auch. Die folgenden Beautysteps sind so ausgefeilt, dass Sie rund um die Uhr strahlend aussehen. Das Tollste: Sie können je nach Zeitbudget und Anlass zwischen Last-Minute-Tipp (1–5 Minuten) und Verwöhn-Variante (bis 15 Minuten) wählen.

Rund um die Uhr gepflegt und entspannt

Taufrisch und voller Elan springen Sie morgens aus dem Bett. Ihre Haut schimmert rosig, Ihr Haar glänzt seidig, Ihre Augen strahlen. Doch ein Blick in den Badezimmerspiegel genügt, um zu wissen: Alles nur geträumt! Stattdessen blickt Ihnen aus dem Spiegel ein müdes Gesicht mit fahlem Teint, leicht geröteten Augen und dunklen Augenschatten entgegen. Regen Sie sich jetzt nur nicht auf, denn Stress geht zusätzlich unter die Haut!

Stress für die Haut

Die Frage, warum Beautykatastrophen immer gerade dann über uns hereinbrechen, wenn wir sie am wenigsten brauchen können, ist durchaus berechtigt. Die Antwort darauf ist relativ einfach: In den meisten Fällen ist das Stressniveau zu hoch und das Energiepotenzial dementsprechend gering. Der Körper schlägt Alarm! Gerade vor einem Vorstellungsgespräch oder Rendezvous fahren die Gefühle und Hormone Achterbahn. Egal, ob wir nun freudig erregt oder ängstlich und besorgt sind: Unser Adrenalinspiegel schießt unweigerlich in die Höhe. Und dadurch haben hektische Flecken, Pickelchen und Co besonders leichtes Spiel.

SOS-Beauty-Quickies

Natürlich sind manche Tage extrem. Beispielsweise wenn wir morgens verschlafen haben und zehn Minuten ausreichen müssen, um wieder halbwegs wie ein normaler Mensch auszusehen. Oder wenn wir nach einer wahrlich rauschenden Nacht, aufgrund einer starken Erkältung oder eines Heuschnupfens eher einem Boxer in der neunten Runde ähneln als der Powerfrau, die wir so gerne wären.

Schnelle Hilfe garantiert

Dennoch kein Grund, den Kopf hängen zu lassen! Setzen Sie stattdessen besser auf das nachfolgende Beauty-Sofort-Programm gegen optische Durchhänger.
Sämtliche Schönheitsquickies auf den nächsten Seiten lassen sich ohne großen Aufwand und je nach vorhandener Zeit in den Alltag einbauen. So kommt jede Frau strahlend schön und rundum zufrieden durch den Tag.

---

info:

DIE DREI BEAUTY-TOPS

➤ Sauerstoff: Bringt den Stoffwechsel auf Touren, die Haut wird prall und rosig.

➤ Sport: Macht fit und schlank, setzt jede Menge Endorphine (körpereigene Glückshormone) frei und transportiert durch die Poren Giftstoffe ab.

➤ Wasser ist ein wahres Beautyelixier. 2 bis 3 Liter pro Tag sind absolutes Muss.

Schön in den Tag

Sind Sie auch der Meinung, wirksame Pflegeprogramme seien viel zu zeitaufwändig für den Morgenspurt im Bad? Stimmt nicht! Gerade für morgens gibt es zwei schnelle, effiziente und supergünstige Beautyelixiere: Wasser und Wärme. Zusammen bewirken sie wahre Wunder. Sie öffnen die Poren, klären den Teint und machen die Haut rosig und aufnahmefähig für die Pflegeprodukte.

tipp:

WAKE-UP-COCKTAIL

1 Limette heiß abwaschen. Erst längs halbieren, dann quer dritteln. Die Limettenstücke in einem Cocktailglas mit einem Stößel zerdrücken. 150 g grob gewürfeltes Ananasfruchtfleisch dazugeben und mit 250 ml Ananassaft auffüllen. Umrühren, fertig!

Neue Power für müde Haut

Jetzt ist endlich Schluss mit fahlem Teint und schlaffen Gesichtszügen nach kurzen Nächten!

Splish Splash (2 Minuten)

Noch nie was von Dr. Erno Lazlo gehört? Der ungarische Dermatologe verschönerte schon Hollywoodstars wie Greta Garbo oder Marylin Monroe mit seiner legendären »Splash«-Technik.
So wird's gemacht: Reinigen Sie Ihre Haut wie gewohnt. Lassen Sie dann das Waschbecken mit heißem Wasser volllaufen, und schaufeln Sie es sich mit beiden Händen 20-mal ins Gesicht. Wiederholen Sie das Ganze noch einmal mit fließend heißem Wasser. Das »Splashen« löst die abgestorbenen Hautschüppchen, kurbelt die Kollagenproduktion richtig an, schwemmt Schadstoffe aus und trainiert die Blutgefäße. Das Ergebnis: rosige, schön gepolsterte Haut.

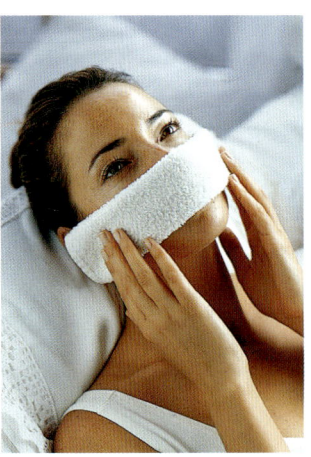

Heiße Kompressen öffnen die Poren. Pflegeprodukte können so besser einwirken.

Warm up (5 Minuten)

Nicht weniger erfrischend für den Teint wirkt die gute alte Kompresse mit einem heißfeuchten Handtuch. Das entspannt die Gesichtszüge und lässt die Wangen schön erröten. Um den Effekt noch zu verstärken, massieren Sie anschließend mit einem weichen Gesichtsbürstchen ein Peeling-Gel auf die feuchte Haut. Lassen Sie es zwei Minuten einwirken, spülen Sie alles erst mit warmem, dann mit kaltem Wasser ab – und sehen Sie rosigen Zeiten entgegen.

Alles glatt (5 Minuten)

Dieser Beautytipp aus Japan ist eine prima Alternative zu teurem Gesichtswasser und gerade für empfindliche Haut bestens geeignet: Mischen Sie in einem sauberen Schraubglas je zwei Esslöffel kalten grünen Tee und kaltes Wasser. Nach der Reinigung tupfen Sie das Gesicht mit der Mischung ab, warten kurz und tragen wie gewohnt die Tagespflege auf. Das »Tonic« alle zwei Tage neu anmixen.

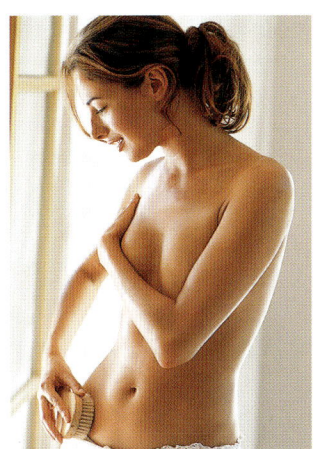

Bürstenmassagen vor der Dusche bringen den Kreislauf in Schwung und machen die Haut schön rosig.

Mini-Facelift (3 Minuten)

Musste das Kopfkissen nachts mal wieder als Knautschzone herhalten? Dann runden Sie Ihr morgendliches Zeremoniell ganz einfach mit einer Minimassage ab, die kleinen Knitterfältchen keine Chance lässt. So funktioniert's:

1. Cremen Sie Ihr Gesicht ein, setzen Sie sich auf den Wannenrand, stützen Sie die Ellenbogen auf die Knie, und legen Sie das Gesicht in die Hände.
2. Drücken Sie dann nacheinander Stirn, Augenpartie, Wangen sowie den Halsansatz und den Bereich vor den Ohren jeweils fünf bis zehn Sekunden gegen den Widerstand der Hände nach unten.
3. Wiederholen Sie das Ganze zwei- bis dreimal.

Tipp: Die Behandlung hilft auch gut gegen verquollene Gesichtszüge. Denn durch den sanften Druck wird überschüssige Gewebsflüssigkeit abtransportiert. Das Ergebnis: Die Konturen werden wieder schön straff.

Strahlend schöne Augen

Egal, ob Ihr Kopfkissen zu hoch oder das Glas Rotwein zu groß war – wenn sich Gewebsflüssigkeit in den Lidern staut, sehen Sie in der Früh ziemlich verquollen aus. Aber auch dagegen gibt es ein paar schnelle Beautytricks.

Ganz schön geschwollen (1–5 Minuten)

➤ Erste Hilfe bei »Boxeraugen«: eine kühlende Eye-Maske oder ein Augengel mit adstringierender Wirkung.
➤ Kommt's ganz dicke, eine Coldpack-Maske (gibt's in der Parfümerie) aus dem Kühlschrank holen und fünf Minuten auf die Augenpartie legen. Im Notfall tun es auch zwei gut gekühlte Babybeißringe. Oder Sie tauchen zwei Esslöffel in Eiswasser und legen Sie dann auf die geschlossenen Lider.
➤ Natürliche Variante für empfindliche Augen: Tränken Sie zwei Wattepads mit Lindenblüten- oder Fencheltee.

tipp:

Schluss mit Kopfweh

➤ Weckt die Lebensgeister: Träufeln Sie etwas Minzöl in eine Schüssel heißes Wasser. Tauchen Sie einen Waschlappen hinein, wringen Sie ihn leicht aus, und legen Sie ihn aufs Gesicht. Atmen Sie ein paar Minuten tief durch.

➤ Ähnlich belebend ist ausgiebiges Brausen mit einem Duschgel, das ätherische Öle enthält. Die Kombination aus lauwarmem Wasser und Duft vertreibt die bleierne Müdigkeit und entspannt die Muskulatur.

➤ Gegen Druck im Kopf hilft eine Kopfhautmassage mit Minzshampoo. Legen Sie dazu die Fingerspitzen hinter dem Haaransatz so auf den Kopf, dass sich die kleinen Finger fast berühren. Bearbeiten Sie nun die Kopfhaut mit sanft kreisenden Bewegungen bis zum Nacken.

➤ Reicht das noch nicht, reiben Sie nach dem Duschen Nacken und Schläfen mit Minzöl (aus der Apotheke) oder einem belebenden Aromagel ein.

➤ Schwarztee enthält Tannin, das abschwellend und beruhigend wirkt. Befeuchten Sie einfach zwei Teebeutel mit warmem Wasser, und legen Sie sie auf die geschlossenen Lider.

➤ Macht müde Augen munter: Ertasten Sie mit beiden Zeigefingern die Vertiefung am Rande der Augenhöhle direkt unterhalb des Brauenansatzes. Diese Punkte pressen, bis zehn zählen, loslassen. Wiederholen.

Goodbye Kater

Durchgefeiert? Dann ist der nächste Morgen meist besonders hart. Damit Sie dennoch über die Runden kommen: die besten Anti-Kater-Tricks.

Erste Hilfe (1–5 Minuten)

Trinken Sie gleich nach dem Aufstehen viel Wasser mit Zitrone. Reißen Sie das Fenster auf, und tanken Sie viel Frischluft. Und Hände weg von Kaffee! Besser: ein großes Glas Tomatensaft mit einem Schuss Sangrita picante.

Algenmaske (15 Minuten)

Wenn Sie etwas Zeit haben, sollten Sie sich eine Algenmaske (aus der Drogerie) gönnen. Sie entschlackt und entsäuert das Gewebe, pumpt Mineralstoffe und Aminosäuren in die Haut und glättet Fältchen. Nach dem Duschen auftragen und gemäß der Packungsanweisung einwirken lassen.

Gesichtsmassage

Ein Geheimtipp nicht nur für morgens: Verbinden Sie das Eincremen mit einer entspannenden Gesichtsmassage. Dadurch dringen die in der Creme enthaltenen Pflege- und Wirkstoffe noch besser in die Haut ein.

Die besten Massagegriffe (3 Minuten)

Mit den richtigen Massagegriffen können Sie sich im Nu etwas Gutes tun. Geben Sie vor jedem Schritt etwas Creme auf die Finger, und arbeiten Sie immer mit beiden Händen synchron!

1. Streichen Sie mindestens achtmal vom Kinn bis zu den Ohrläppchen. Das beugt einem Doppelkinn vor und strafft die Wangen. Massieren Sie dann 12- bis 15-mal in kreisenden Bewegungen von der Kinnmitte um den Mund zum Amorbogen und über die Lippen wieder zurück: Entspannt die Mimikfältchen.

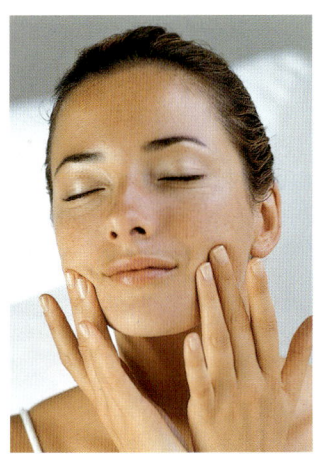

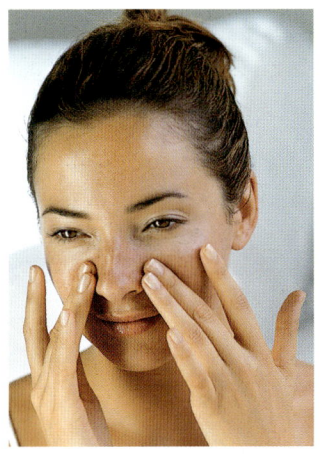

2. Um die Nasolabialfalten in Schach zu halten, fahren Sie mit Mittel- und Ringfinger 20-mal von den Mundwinkeln zu den Nasenflügeln und wieder zurück.

3. Kreisen Sie siebenmal sanft von den Augenwinkeln über Unter- und Oberlid (von außen nach innen). Das entspannt die Augenpartie und wirkt kleinen Fältchen und Krähenfüßen entgegen. Anschließend streichen Sie mindestens fünfmal in einem großen Bogen von der Nasenwurzel über Brauen und Schläfen bis zum Haaransatz: Hilft gegen Stirnfalten.

4. Zum Abschluss massieren Sie die gesamte Wangenpartie in kleinen Kreisen durch, bis die Haut gut durchblutet ist und rosig schimmert. Arbeiten Sie dabei in gleichmäßigen Bewegungen von unten nach oben und von innen nach außen.

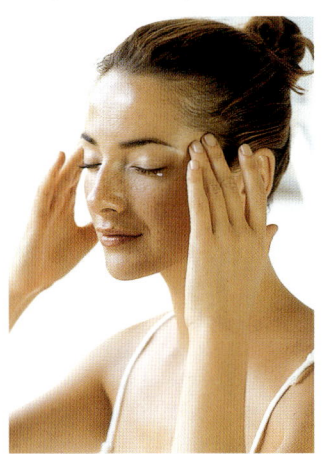

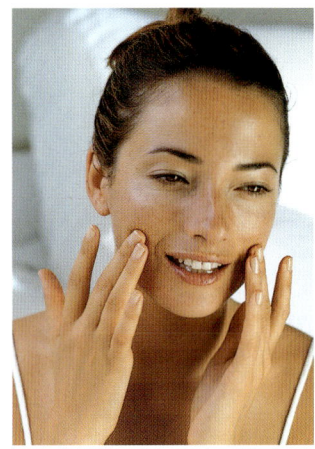

Energizer für tolles Haar

Ein typischer Bad-Hair-Day: Die Haare hängen glanz- und lustlos herunter oder stehen störrisch in alle Richtungen ab, sind kaum zu bändigen. Kein Grund, den Kopf zu verlieren! Mit ein paar klasse Profitricks überstehen Sie auch diesen Tag.

Katzenwäsche

Wilde Nacht hinter sich? Die Haare total verlegen und muffig? Und Sie haben keine Zeit zum Waschen und Föhnen? Da sind klare Blitzstrategien gefragt!

Echt dufte (30 Sekunden)

KO-Tropfen für Zigarettenmief oder Essensgeruch in den Haaren: Spezielle Haardeos lassen die Erinnerung an die verräucherte Kneipe verblassen. Den Kopf damit rundum gut einsprühen.

Glanzvorstellung (1–2 Minuten)

Kampfansage an stumpfes Haar: Glanzspray. Sprühen Sie einfach etwas Spray auf, und schütteln Sie den Kopf. In besonders hartnäckigen Fällen verteilen Sie das Spray mit dem Kamm. Bei feinem Haar sprühen Sie nur ein- bis zweimal aus größerem Abstand auf.

Mehr Stehvermögen (5 Minuten)

Sprühen Sie die Haare mit Wasser oder Festiger an, und kneten Sie sie gut durch. Zum Schluss die Haare mit dem Föhn ganz trocknen und Haar- oder Volumenspray als Finish darüber sprühen.

Schnelle Wäsche (5 Minuten)

Wenn gar nichts mehr hilft: Haare kurz durchwaschen und mit einem Frotteetuch antrocknen. Tragen Sie dann eine Haarpackung plus Gel auf, und kämmen Sie die Haare in Form.

In der Mittagspause bürsten Sie dann die Haare einfach gegen den Strich durch. Das bringt jede Menge Volumen und Dynamik ins Haar!

Her mit dem Volumen!

Macht die Frisur schlapp, sollen Stylingprodukte für schnelle Hilfe sorgen. Verwenden Sie die Produkte jedoch sparsam und immer erst dann, wenn das Haar gut

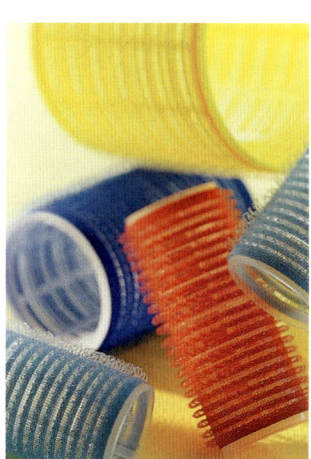

Lockenwickler sind wahre Volumenkünstler. Für jede Haarlänge gibt es die passende Größe.

Energizer für tolles Haar

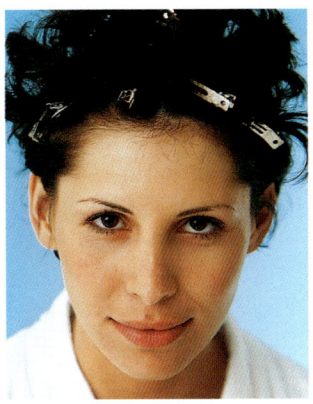

Blitz-Volumen: Strähnchen hochziehen, Clips rein, Spray drauf, drei Minuten warten, Clips raus.

angetrocknet ist! Erwärmen Sie Gel und Wachs vorher mit dem Föhn. So lassen sie sich leichter dosieren.

Aufgeplustert (2 Minuten)

Sprühen Sie Volumenspray auf einzelne Strähnen, und reiben Sie die Partien mehrmals zwischen Daumen und Zeigefinger hin und her.

Heiße Luft (5 Minuten)

Ohne die richtige Föhntechnik läuft gar nichts:
➤ Kurze Haare werden sofort munter, wenn Sie sie einmal kreuz und quer föhnen.

➤ Längere Haare föhnen Sie kopfüber über die Rundbürste vom Scheitel zu den Spitzen.
➤ Stand für den Haaransatz: Die Haare über eine Volumenbürste senkrecht vom Kopf wegziehen. Zum Schluss zwei Minuten kalt föhnen.

XXL-Wickler (15 Minuten)

Feuchten Sie das Haar strähnenweise mit Sprühfestiger an, und rollen Sie es auf Haftwickler im XXL-Format. Pusten Sie fünf Minuten mit dem heißen Föhn darüber, und lassen Sie dann alles ganz auskühlen. Wickler rausnehmen, Haare vorsichtig bürsten.

Ayurvedische Kopfmassage (10 Minuten)

Die indische Massagetechnik stimuliert die Reflexpunkte auf der Kopfhaut und kräftigt das Haar. So geht's: Massieren Sie Ihre Kopfhaut langsam und sorgfältig mit den Fingerspitzen – vom vorderen Haaransatz über die Seitenpartien bis zum Nacken. Am besten täglich!

info:

Basics für jeden Haartyp

➤ Verteilen Sie Shampoo zuerst in den Händen, dann auf dem Kopf.

➤ Rubbeln Sie das Haar nie trocken, sondern wringen Sie es in einem warmen Handtuch sanft aus.

➤ Goldende Regel: Bauen Sie einen Pflegetag pro Woche ein! Um Produktrückstände sanft, aber gründlich zu entfernen, gibt es Shampoos mit Peelingeffekt.

➤ Mit Abstand cooler als jedes Trockenshampoo: kurzes oder mittellanges Haar gelen und hinters Ohr kämmen. Langes Haar einfach wegstecken.

➤ Grundsätzlich gilt: Sprayfestiger und Volumenspray sind für feines Haar, Gel und Haarspray für kräftiges.

➤ Tabu: Heißwickler, wenn das Haar voller Stylingmittel ist. Es könnte sonst brechen!

➤ Haarspray, Gel und Co abends immer kräftig ausbürsten!

Schnell fit im Büro

Vormittags Konferenz, mittags einen Happen in der Kantine und nachmittags endlose Stunden vor dem Computer. Kein Wunder, dass Haut und Haare angespannt reagieren und PC-geschädigte Augen rot aufleuchten.

Hilfe für irritierte Haut

Wasser und Sauerstoff wirken bei trockener, spannender Haut wahre Wunder. Mit einfachen Mitteln können Sie so zwischendurch schnell für Erfrischung sorgen.

Face-Shower (1 Minute)

Wenn es plötzlich auf der Haut kribbelt, sorgen Sprays mit Thermalwasser (aus der Apotheke) für sofortige Erleichterung. Das Praktische daran: Sie können das Spray auch über dem Make-up aufsprühen. Tipp: Bewahren Sie das Spray im Kühlschrank auf.

Fresh air (10 Minuten)

Je weniger Sauerstoff der Körper abbekommt, desto größer die Gefahr, dass Freie Radikale die Haut schädigen. Was folgern wir daraus? Dass unser Body bewegt werden soll! Deshalb: Raus aus dem Büromief und rein in die nächste Grünanlage!

➤ Legen Sie in der Mittagspause einen leichten Powerwalk ein. Nichts ist besser, um neuen Sauerstoff in Körper und Gehirn zu pumpen. Fördert die Durchblutung und steigert die Denkleistung!

➤ Alibiübung: Knie beugen, Arme stretchen, auf der Stelle laufen! Regt den Kreislauf an und bringt neue Power.

> **tipp:**
>
> **ANTI-STRESS-SHAKE**
>
> Pürieren Sie je 1/2 Banane und Mango mit dem elektrischen Schneidestab. Mit 125 ml Karottensaft auffüllen und mit ein paar Spritzern Zitrone aromatisieren.

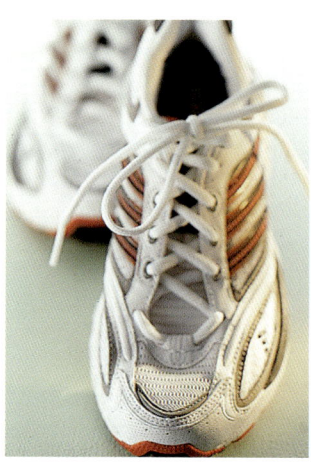

Laufen Sie Stress und schlechter Laune einfach davon. Bewegung an der frischen Luft hilft immer.

Refreshing für PC-geschädigte Augen

Die Arbeit am PC ist eine Tortur für die Augen. Gönnen Sie sich daher immer wieder eine kurze Pause für Entspannungsübungen.

Trockene und gereizte Augen (1–2 Minuten)

➤ Blinzeln oder gähnen Sie zwischendurch. Das regt die Tränenproduktion an.

➤ Augentropfen ziehen die Äderchen zusammen und lindern lästiges Brennen. Achten

Sie darauf, dass die Tropfen keine Konservierungsstoffe enthalten, die die Augen zusätzlich reizen.
Wichtig: Verwenden Sie Augentropfen nicht regelmäßig, sondern nur im Notfall!

Augenworkout (5 Minuten)

Ideal für alle, die den ganzen Tag viel lesen oder vor dem PC sitzen, ist diese Eyegym:
1. Setzen Sie sich aufrecht hin, und atmen Sie tief ein. Drehen Sie den Kopf so weit wie möglich nach links, die Augen schauen sogar noch ein bisschen weiter in diese Richtung. Atmen Sie aus, und drehen Sie sich dann langsam nach rechts. Je dreimal.
2. Lassen Sie den Blick in die Ferne schweifen, und fixieren Sie ein Objekt. Nehmen Sie dann einen Gegenstand in Ihrer Nähe ins Visier.
3. Berühren Sie die Nasenspitze mit dem Zeigefinger. Bewegen Sie diesen langsam vom Gesicht weg, bis der Arm gestreckt ist. Mit den Augen folgen. Führen Sie den Finger wieder zur Nase. Kurz entspannen und die Übung wiederholen. Der Zeigefinger berührt nun aber den Punkt zwischen den Augenbrauen.

Schluss mit fliegendem Haar

Heizungsluft und geringe Luftfeuchte machen dem Haar ganz schön zu schaffen. Zeit für Pflegequickies!

Total geladen? (1 Minute)

SOS-Trick bei fliegendem, statisch aufgeladenem Haar: Etwas Haarspray auf einen Kamm sprühen und damit durchs Haar fahren.

Struwwelpeter (1–5 Minuten)

➤ Kaum geglättet, schon wieder kraus? Dieses Pflegeprogramm gibt es zum Nulltarif: Hände nass machen und mit allen zehn Fingern durch die Haare fahren. Das reaktiviert die Wirkung von Stylingschaum und Gel.
➤ Auch gut: Massieren Sie etwas Handcreme in die Hände ein, und streichen Sie damit durchs Haar.

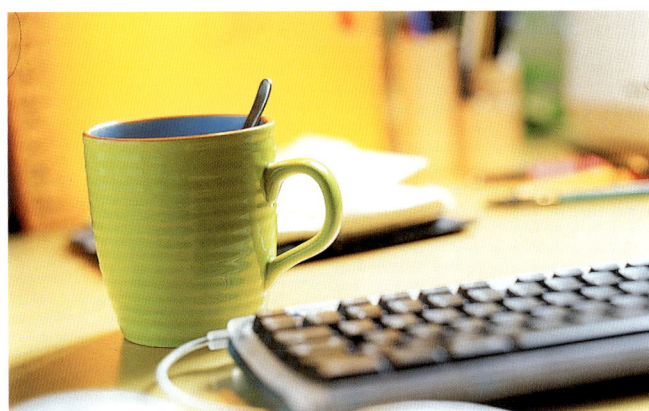

Vergessen Sie auch am Arbeitsplatz nicht, genug zu trinken. Ideal sind ungesüßte Tees und Mineralwasser; Kaffee nicht mehr als drei Tassen.

Gereizte Kopfhaut (1–5 Minuten)

Das allerbeste Mittel gegen juckende Kopfhaut sind Anti-Schuppen-Fluids. Geben Sie ein paar Tropfen auf die betroffenen Stellen, massieren Sie das Fluid mit den Fingerspitzen ein, und kämmen Sie die Haare in Form. Positiver Nebeneffekt: wirkt festigend.

Stress lass nach!

Stress schadet nicht nur den Nerven, sondern auch dem Aussehen. Um gar nicht erst in die Stressfalle zu tappen, gönnen sich Sie bei den ersten Anzeichen eine kurze Auszeit.

Erste Hilfe (1 Minute)

Schütteln Sie Ihre Hände aus, oder massieren Sie das Gewölbe Ihrer Fußsohle. Beides beruhigt sofort!

Abschalten (1 Minute)

Setzen Sie sich an einen ruhigen Platz, und reiben Sie Ihre Handflächen etwa 15 Sekunden schnell gegeneinander, bis sie heiß sind. Stützen Sie die Ellenbogen auf den Tisch oder die Knie, und legen Sie die Hände vor die geschlossenen Augen. Schalten Sie nun eine Minute völlig ab! Das entspannt die Augen und erfrischt die Seele.

Kurze Pause (3 Minuten)

Gönnen Sie sich eine Minipause! Gehen Sie ein paar Schritte durch den Garten oder den Stadtpark, und überlegen Sie sich Ihren persönlichen Code, etwa »loslassen«, »Wärme«, »Pflaumenkuchen«. Wichtig ist, dass Sie mit dem Wort absolute Entspannung und völliges Wohlbefinden verbinden. Wenn Sie sich für ein Wort entschieden haben, stellen Sie sich locker hin und wiederholen es in Gedanken. Atmen Sie dabei 20-mal tief ein und aus. Halten Sie dann etwa 15 Sekunden die Luft an. Spannen Sie dabei die Po- und Rückenmuskulatur an. Atmen Sie aus und lösen Sie die Spannung wieder. Sie werden sehen: Im Nu fällt der Stress von Ihnen ab.

---

tipp:

FITNESS-QUICKIES

▶ Under pressure: Reiben Sie mit Daumen und Zeigefinger die Nasenwurzel immer auf und ab, bis Sie das Gefühl haben, wieder scharf zu sehen und klar zu denken.

▶ Puls-Dusche: Lassen Sie abwechselnd heißes und kaltes Leitungswasser über die Handgelenke laufen. Sprühen Sie anschließend Refreshingspray mit Zitrusduft auf Ihre Unterarme.

▶ Kräfte wecken: Pressen Sie zuerst mit dem rechten Daumen sanft den Punkt genau in der Mitte der linken Handinnenfläche. Bis drei zählen, locker lassen. Nach drei Wiederholungen mit der rechten Hand weitermachen (siehe unten).

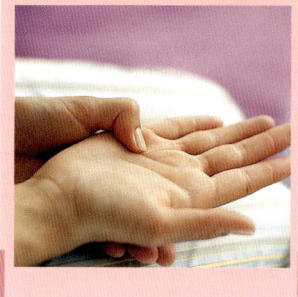

Nackenstretching

Den ganzen Tag am Schreibtisch sitzen, das geht auf den Rücken. Gerade der Nacken ist besonders anfällig für Verspannungen. Er wird steif und schmerzt. Oft strahlen die Schmerzen sogar bis in den Kopf aus.
Diese Übungen helfen!

Seitliche Dehnung (2 Minuten)

1. Setzen Sie sich gerade auf einen Stuhl, drücken Sie das Brustbein nach vorn, und schieben Sie das Kinn zur Brust. **2.** Neigen Sie den Kopf ohne Ruck zur rechten Schulter.

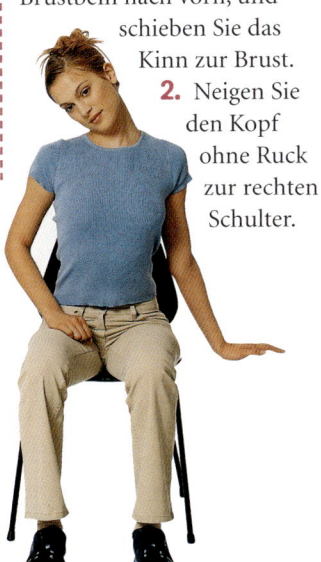

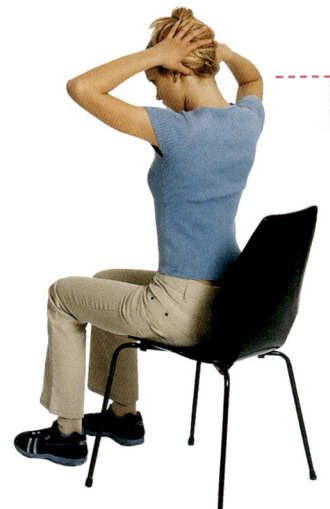

Schieben Sie dabei gleichzeitig den linken Arm mit angewinkelter Hand nach unten.
➤ Im Wechsel jede Seite dreimal dehnen.

Gerade Nackendehnung (2 Minuten)

1. Setzen Sie sich wieder gerade hin. Legen Sie die linke Hand an den Hinterkopf, die rechte an die Halswirbelsäule.
2. Beugen Sie den Kopf langsam (ohne Ruck) nach vorn.
3. Wenn das nicht schmerzt, schieben Sie den Kopf mit der linken Hand noch etwas weiter nach unten.

Kleine Nackenmassage (1–5 Minuten)

1. Umfassen Sie mit gespreizten Händen den Hinterkopf, so dass sich die Fingerspitzen oben am Kopf berühren und die Daumen am Haaransatz hinter den Ohren liegen.
2. Mit den Daumen massieren Sie nun in kreisenden Bewegungen und mit leichtem Druck vom Haaransatz aus die Halswirbelsäule entlang.

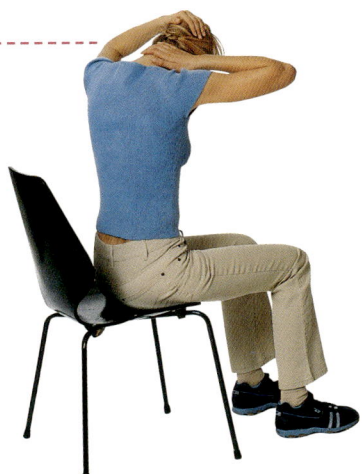

Wichtig für alle drei Übungen: Dehnen Sie den Nacken immer nur so weit, dass es nicht wehtut.

Nahrung für die Schönheit

Durch eine ausgewogene Ernährung können Sie viel für schöne Haut, kräftiges Haar, ein festes Bindegewebe und starke Nerven tun. Deshalb ist es wichtig zu wissen, in welchen Lebensmitteln besonders viele wertvolle Inhaltsstoffe stecken. Versuchen Sie, diese so oft es geht in den Speiseplan zu integrieren.

Äpfel
»An apple each day keeps the doctor away«: Jeder Apfel enthält über 300 Biostoffe. Da die meisten von ihnen direkt unter der Schale sitzen, sollten Sie diese unbedingt mitessen.

Bananen
Bananen pushen, sorgen für gute Laune, spenden Energie und sättigen, ohne den Magen zu belasten. Sie enthalten zehn Vitamine und reichlich Serotonin: Das Glückshormon steckt auch in anderen tropischen Früchten (z. B. Ananas und Papaya) und sorgt im Nu für tolle Ausstrahlung.

Fisch & Fleisch
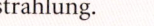
Tierisches Eiweiß und Zink sorgen für glänzendes Haar. Seefisch (Lachs, Tunfisch) enthält Omega-3-Fettsäuren für elastische Haut.

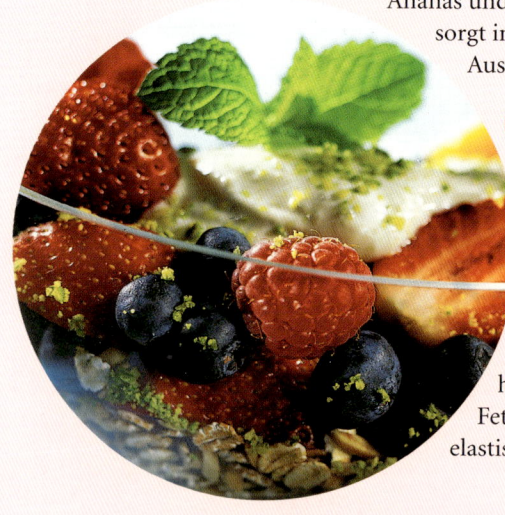

Grüner Tee
Er enthält viele Stoffe, die die aggressiven Freien Radikale bremsen, und kann so der frühzeitigen Hautalterung entgegenwirken.

Hirse
Tolle Alternative zu Reis und Nudeln: Die reichlich enthaltene Kieselsäure festigt das Bindegewebe.

Hülsenfrüchte
Linsen, Bohnen und Co stecken voller B-Vitamine, die in den unteren Hautschichten Feuchtigkeit binden. Sie helfen außerdem, den täglichen Zinkbedarf zu decken und so Hauterkrankungen, Haarausfall und brüchigen Nägeln vorzubeugen.

Jod
Das Spurenelement Jod (in Seefisch und jodhaltigem Salz) garantiert, dass die Schilddrüse den Stoffwechsel optimal reguliert und so zur Entschlackung und Fettverbrennung beiträgt.

Müsli

Macht lange satt und liefert viel Energie. Biotin aus Haferflocken und Nüssen schützt Haut und Haar vor dem Austrocknen und hilft auch bei Haarausfall. Milch und Joghurt liefern Kalzium für feste Zähne und Knochen.

Obst und Gemüse

Obst und Gemüse enthalten nicht nur unzählige Vitamine, sondern auch viele bioaktive Stoffe (so genannte Sekundäre Pflanzenstoffe/SPS), die beispielsweise gegen Freie Radikale schützen. Zwei davon:

➤ Chlorophyll (grüner Pflanzenfarbstoff, etwa in grünem Salat) fördert die Bildung roter Blutkörperchen und repariert Zellen. Lässt uns frisch und rosig aussehen.

➤ Carotinoide, die in gelben und roten Gemüsen und Früchten enthalten sind (Karotten, Tomaten, Erdbeeren), bieten Schutz vor frühzeitigem Altern. Beta-Carotin in Möhren schützt die Haut vor schädlichen Umwelteinflüssen.

Olivenöl

Liefert reichlich Hautvitamin E. Verwenden Sie möglichst kaltgepresste Sorten, und erhitzen Sie das Öl nicht zu stark. Alternative: Rapsöl.

Papaya

Die Tropenfrucht bremst die Hautalterung, weil das in ihr enthaltene Enzym Papain die Zellerneuerung aktiviert und den Stoffwechsel ordentlich ankurbelt.

Rooibos-Tee

Der südafrikanische Rotbuschtee (Rooibos) enthält viele wertvolle Mineralstoffe, z. B. Kalzium, Magnesium, Kalium, Zink und Eisen – hat aber null Kalorien. Also eine tolle Alternative zu Wasser.

Spargel

Neben Vitamin A, C und Vitaminen des B-Komplexes enthält Spargel Asparagin, eine Aminosäure, die für die Entgiftung des Körpers wichtig ist. Eine ähnliche Wirkung hat Naturreis.

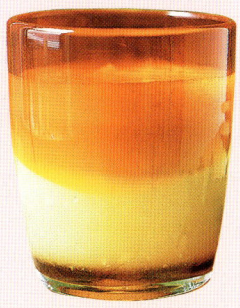

Beautydrink: Je eine rote Paprika, Fenchel und Apfel putzen, waschen und mit 50 Milliliter Apfelsaft pürieren.

Zitrusfrüchte

Das in ihnen enthaltene Vitamin C sorgt für elastische Haut und hält Zähne und Zahnfleisch gesund. Schon eine einzige Zigarette entzieht dem Körper jedoch 25 mg dieses wirkungsvollen Zellschutzvitamins. Raucher brauchen daher eine doppelt so hohe Dosis wie Nichtraucher (normal sind 75 mg/Tag). Die besten Vitamin-C-Lieferanten neben Zitrone, Grapefruit und Co sind Kohl, rote Paprika, Petersilie, Schwarze Johannisbeeren und Kiwis.

Ausgeruht und schön am Abend

Sie sind auf eine Party eingeladen oder mit Ihrem neuen Lover verabredet. Wunderbar! Doch ehe Sie vor lauter Aufregung hektische rote Flecken bekommen, holen Sie erst einmal tief Luft.

Zu Hause ankommen

Bevor Sie sich gleich in den Abendfummel werfen, gönnen Sie sich eine kurze Pause. Also raus aus dem Businessoutfit, die Lieblings-CD auflegen und ein paar Minuten vom stressigen Arbeitstag relaxen.

Einfach fallen lassen (1 Minute)

Ab auf die Yogamatte! Keine Angst: Sie müssen sich dabei weder anstrengen noch verrenken. Knien Sie sich hin, setzen Sie sich auf die Fersen, und beugen Sie Oberkörper und Arme langsam nach vorn. Atmen Sie 20-mal ruhig ein und besonders tief aus. Relax!

Two in one (3 Minuten)

Pfirsichglatte Haut und neue Power in nur drei Minuten? Das geht, beispielsweise mit einer weiteren Yogaübung: die Kerze. Legen Sie sich auf den Rücken, winkeln Sie die Beine an, und ziehen Sie die Knie zur Brust. Stützen Sie sich mit beiden Händen im Rücken ab, und strecken Sie

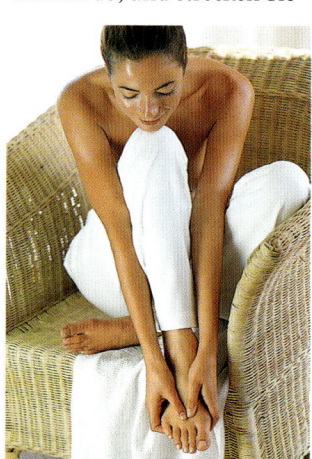

Eine Fußreflexzonenmassage, z. B. mit ätherischem Grapefruitöl, entspannt und bringt neue Energie.

die Beine langsam zur Decke. Dabei mit den Händen nachfassen. Die Stellung drei Minuten halten; ruhig atmen.

Handmassage (3 Minuten)

Sind Ihre Hände vom vielen Schreiben ganz verspannt, hilft eine kleine Massage: Erwärmen Sie einen Esslöffel Pflege- oder Jojobaöl, und verteilen Sie es in den Händen. Streichen Sie nun mit leichtem Druck jeden Finger von der Spitze bis zum Ansatz aus. Die Handinnenflächen in kleinen Kreisen massieren.

Powertee (5 Minuten)

Effektiv, aber schonender als Kaffee: Schwarztee mit Zimt oder Muskat. Bringt die Glückshormone auf Trab!

Fußbad (10 Minuten)

Ein lauwarmes Fußbad ist Balsam für schwere Füße. Lösen Sie dazu beispielsweise eine Hand voll Meersalz in zwei Liter heißem Wasser auf. Um Verspannungen zu lösen, füllen Sie außerdem Kiesel

Ausgeruht und schön am Abend

oder Glasmurmeln ins Wasser und lassen die Füße darüber rollen. Nach dem Baden folgt eine Massage mit Jojobaöl.

Schnell wieder toll aussehen

Nach der Entspannungsphase verleihen Sie Ihrem Aussehen den letzten Schliff!

Klarer Blick (2 Minuten)

Gegen Müdigkeitsfältchen hilft eine Kompresse mit kühlschrankkaltem alkoholfreiem Gesichtswasser: Das Tonic auf ein Taschentuch träufeln, und dieses aufs Gesicht legen. Kurz einwirken lassen. Alternative: Nacheinander den Punkt zwischen Nasenwurzel und Auge, Auge und Schläfe sowie Auge und Jochbein drücken.

Entspannte Gesichtszüge (5 Minuten)

Legen Sie sich bequem aufs Sofa, schließen Sie die Augen, und fahren Sie mit einem dicken Puderpinsel über Gesicht, Hals und Dekolletee.

Strahlender Teint (1 Minute)

Ein heller Lidschatten macht frischer als ein dunkler: Malen Sie daher die Lider erst hell aus, und geben Sie dann einen Tupfer in Aubergine darüber. Zum Schluss die Wimpern kräftig tuschen.

Super Dekolletee (1 Minute)

Für ein pralles Dekolletee klopfen Sie Anti-Cellulitecreme mit allen zehn Fingern trommelnd in die Haut. Vorsicht: Bei Frauen, die zu hektischen Flecken neigen, kann dieses natürliche Push-up zu Gefäßerweiterung führen. Alternative: Mit einer Hand voll Eiswürfeln schnell übers Dekolletee fahren.

Mehr Busen (1 Minute)

In nur 60 Sekunden optisch glatt eine Körbchengröße mehr? Mit diesem Beautykniff funktioniert's: Stäuben Sie über jeder Brust in einem Halbkreis Terrakottapuder mit einem dicken Puderpinsel vom Brustbein bis zu den Achseln. Dadurch wirkt der Busen sofort runder.

> **tipp:**
>
> **Happy-Hour-Cocktail**
>
> Fruchtfleisch von 2 bis 3 Kiwis und 1/2 Honigmelone mit 150 ml abgekühltem Grüntee und 1 EL gehackter Minze pürieren. Durch ein Sieb streichen und 2 EL Lime-Juice zufügen.
>
> Besonders cool: Crushed Ice dazugeben!

Schöner Haaransatz (1 Minute)

Ist die Haarfarbe schon ziemlich rausgewachsen, tuschen Sie den Haaransatz mit Haarmascara. Noch schneller: Mit dem Stielkamm einen Zickzackscheitel ziehen, dann sieht es wie gewollt aus.

Tolle Beine (3 Minuten)

Lust auf Mini? Damit kleine Fehler überdeckt werden, reiben Sie die Beine mit getönter Bodymousse ein, die die Haut seidig schimmern lässt. Plus: Durch die zarte Bräunung sehen die Beine gleich viel schlanker aus.

Quick Relax

Balsam für Körper und Seele

Nutzen Sie die Zeit zwischen zwei Terminen und schalten Sie ab! Ob Sie einfach für zehn Minuten in der Wanne abtauchen oder eine erfrischende Gesichtsmaske auflegen, sich mit fernöstlichen Wellnesstricks verwöhnen oder ein kurzes Balancing-Workout einlegen – für jeden Typ gibt es die passende Methode, neue Energie zu tanken.

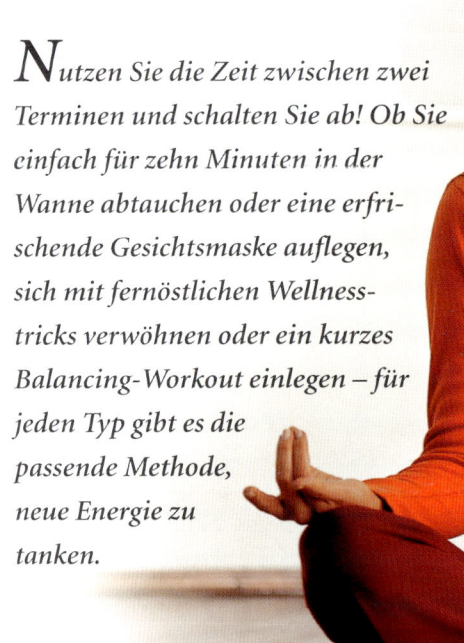

ness-Sofortprogramme auf
Lernen Sie, sich zu entspannen!

Nach dem Büro nach Hause hetzen und ab zur nächsten Verabredung – eine Pause zwischendurch gönnt man sich da nur selten. Halt! Gerade das ist falsch. Oft genügen schon ein paar Minuten bewusste Auszeit, um neue Energien zu schöpfen, die Sie nicht nur stärken, sondern auch schöner und relaxter aussehen lassen. Mit den effektiven Anti-Stress-Strategien auf den folgenden Seiten können Sie Körper, Geist und Seele schnell wieder in Einklang bringen. Und das sieht man Ihnen einfach an!

Wecken Sie Ihre Energiereserven!

Natürlich hängt es vor allem von Ihnen ab, ob Sie sich lieber für 15 Minuten ins kuschelig geheizte Badezimmer zurückziehen, um sich dort ein Mini-Spa zu gönnen, oder ob Sie lieber aktiv werden. Egal, wie Sie sich entscheiden: Beides kann helfen, das Nervenkostüm zu stärken, neue Power zu schöpfen und eine Menge fürs gute Aussehen zu tun. Stress und Hektik lassen uns dagegen ganz schön alt aussehen. Wer will das schon?

Schnell wieder fit

Sicher: Auch wenn Sie dieses Kapitel gelesen haben, wird es bald schon wieder einen dieser Tage geben, an denen Sie von einem Termin zum nächsten eilen. Aber Sie wissen dann, wie Sie die Stressspirale durchbrechen und zu neuer Kraft kommen können – ohne dabei allzu viel Zeit zu verlieren.

Gute-Laune-Garantie

Es gibt viele einfache Methoden, der Alltagsbelastung eins auszuwischen, z. B. die Happyness-Sofortprogramme auf Seite 44 f. Mit denen kommen Sie nicht nur abends, sondern zu jeder Tageszeit schnell wieder auf andere Gedanken. Schließlich hat keiner etwas davon, wenn Sie sich lange mit schlechter Laune und überspannten Nerven herumquälen. Sie selbst am allerwenigsten.

Und wenn alles nichts hilft, dann halten Sie sich doch einfach an die alte Weisheit: Sauer macht lustig! Also nichts wie raus aus den vier Wänden, rein in die nächste Eisdiele und eine Waffel mit Zitroneneis bestellen. Das weckt garantiert entspanntes Urlaubsfeeling und fröhliche Kindheitserinnerungen.

> **tipp:**
>
> **SLOW DOWN**
>
> Eine einfache Übung, das Leben zu entschleunigen: Versuchen Sie alles, was Sie tun, ganz bewusst wahrzunehmen. Probieren Sie es beispielsweise beim Obstessen: Wie riecht die Frucht? Ist das Fruchtfleisch weich oder knackig, wenn Sie hineinbeißen? Schmeckt es süß oder säuerlich?

Abschalten in der Wanne

Völlig abgeschlafft? Dann ist ein erfrischendes Bad genau das Richtige – z. B. mit prickelnden Brausetabletten, die nicht nur Pflegestoffe enthalten, sondern dank der aufsteigenden Bläschen gleich noch den verspannten Rücken »massieren«.

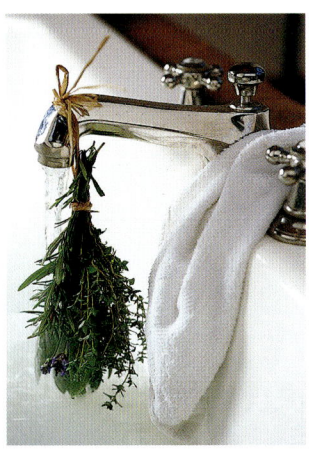

Bei Abgespanntheit, Kopf- und Gliederschmerzen hilft ein regenerierendes Kräuterbad.

Die besten Badezusätze

Klar können Sie auch ein duftendes Schaum- oder Ölbad ins Wasser geben. Mit selbst gemixten Badezusätzen kommen jedoch immer genau die Inhaltsstoffe in die Wanne, die Körper und Seele gerade brauchen.

Ganz wichtig, damit Sie nicht müde werden: Die Wassertemperatur darf für ein Erfrischungsbad maximal 37 °C betragen. Und nach zehn Minuten ist Schluss mit dem Entspannen – dann heißt es kühl abbrausen und raus!

Erfrischend

In einem Messbecher mischen Sie 250 Milliliter Apfelessig mit zehn Milliliter Arnikaöl und einem Esslöffel Honig. Dazu kommen je drei Tropfen Zitronen-, Rosmarin- und Melissenöl sowie sechs Tropfen Lavendelöl. Rühren Sie das Ganze in die volle Wanne.

Tipp: Für dieses »Wake-up-Bad« sollte das Wasser nur 35 °C warm sein.

---

info:

ÄTHERISCHE ÖLE

Verwenden Sie nur 100-prozentig reine ätherische Öle. Mischen Sie das Öl immer erst mit 2 bis 3 Esslöffeln Sahne, Sojaöl oder Honig, ehe Sie es ins Wasser geben, damit es sich gleichmäßig verteilt!

➤ Lavendel riecht leicht herb und holzig. Er wirkt ausgleichend und beruhigt.

➤ Der warme, zitronige Geruch der Melisse vertreibt Nervosität und Stress.

➤ Neroli duftet kraftvoll und frisch mit einer blumigen Note. Es wirkt entspannend, stimmungsaufhellend und angstlösend.

➤ Rose harmonisiert, öffnet und entkrampft.

➤ Das süßliche und holzige Sandelholz wirkt regenerierend, beruhigend und ausgleichend.

➤ Der Duft von Zedernholz (»Cedrus atlantica«) ist warm und holzig. Seine Wirkung: aufbauend, entspannend und ermutigend.

Entspannend

Binden Sie 500 Gramm frischen Ingwer (in Scheiben geschnitten) in ein Baumwollsäckchen ein. Den Stoff fest verschnüren und alles 30 Minuten in acht Liter Wasser auskochen. Sud ins warme Badewasser geben.

Anregend

Verrühren Sie 100 Milliliter Sojaöl mit vier Esslöffeln Honig sowie je fünf Tropfen Rosmarin-, Salbei-, Melissen-, Zitronen- und Krauseminzöl. Lassen Sie das Wasser einlaufen, und geben Sie die Duftmischung erst unmittelbar vor dem Einsteigen hinein, damit sich die ätherischen Öle nicht zu schnell verflüchtigen.

Pflegend

Geben Sie einen Liter Molke zusammen mit einem Schuss Olivenöl und ein paar Tropfen Ihres Lieblingsparfüms ins einlaufende Badewasser.

Badeöle mit natürlichen Inhaltsstoffen sind eine Wohltat für die trockene Haut.

Erotisierend

Mischen Sie drei Esslöffel Sahne mit vier Tropfen Rosenöl sowie je zwei Tropfen Lavendel- und Bergamotteöl. Steigen Sie in die volle Wanne, und rühren Sie erst dann die Mischung ein.

Spritzig

Steht am Abend noch etwas an? Dieses Schaumbad bringt Ihre Laune in Schwung! Verrühren Sie in einer Tasse zehn Tropfen Rosmarinöl und sieben Tropfen Limettenöl mit 100 Milliliter neutralem Duschgel, und geben Sie die Mischung ins einlaufende Badewasser.

Farbbäder

Glaubt man den Lehren der Farbtherapie, gibt jede Farbe Schwingungen ab, die das Gleichgewicht von Körper und Seele stabilisieren. Mit »Color-Bädern« (in gut sortierten Naturkostläden) können Sie diese Wirkung nutzen:
➤ Gelb und Orange wirken aufheiternd.
➤ Das aktivierende Rot ist ideal für Nachtschwärmer.
➤ Die gesamte Palette von Rosé bis Pink besänftigt, harmonisiert und beruhigt.
➤ Grün wirkt ausgleichend auf die Psyche und macht schön gelassen.
➤ Blau entspannt total.

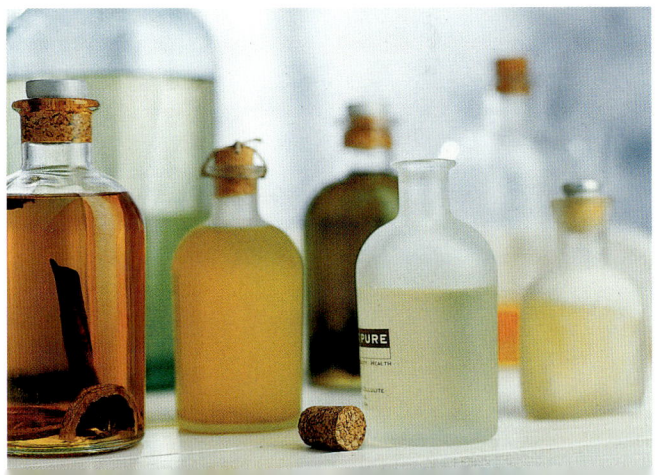

Raffinierte Masken-Quickies

Lieben Sie Masken? Wunderbar! Erstens sind sie die idealen Partner für vergnügte Badestunden. Und zweitens enthalten Masken bis zu fünfmal höher konzentrierte Wirkstoffkombinationen als Cremes – Sofortwirkung ist also garantiert!

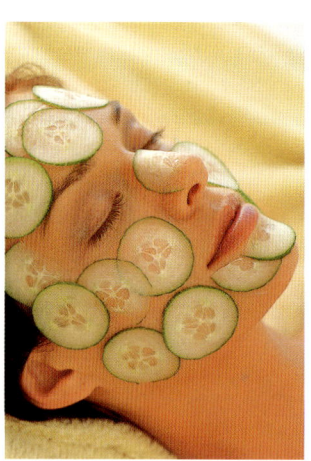

Extrapflege auf die Schnelle: Gurkenscheiben straffen und glätten zarte Gesichtshaut.

Schnell wieder frisch

Masken sind Alleskönner: Sie polstern die Haut auf, lassen Fältchen optisch verschwinden, reinigen porentief oder zaubern einen rosigen Teint. Vorher müssen jedoch Make-up, Schweiß und Schmutz runter. Reinigen Sie daher Gesicht, Hals und Dekolletee gründlich, ehe Sie die Maske vom Kinn aus auf Hals und Gesicht auftragen.

Selbst angerührt

Haben Sie zwischen Job und Rendezvous genügend Zeit, dann können Sie sich selbst die passende Maske anrühren.

Gurkenmaske (20 Minuten)

Diese Maske glättet und strafft Ihre Haut umgehend:
1. Pürieren Sie eine halbe Salatgurke, und mischen Sie sie mit zwei Esslöffeln Quark.
2. Tragen Sie die Mischung aufs Gesicht auf, und lassen Sie sie 15 Minuten einwirken.
3. Mit lauwarmem Wasser abnehmen.

Leinsamenkleiemaske (25 Minuten)

Ein Rezept für samtweiche Haut:
1. Verrühren Sie fünf Esslöffel Leinsamenkleie mit etwas lauwarmem Wasser, und lassen Sie die Kleie kurz quellen, bis eine streichbare, klümpchenfreie Masse entsteht.
2. Tragen Sie die Paste auf. Nach 20 Minuten nehmen Sie die Maske erst mit trockenen Kosmetiktüchern ab und reinigen die Haut dann mit lauwarmem Wasser nach.

Bananenmaske (25 Minuten)

Die in dieser Maske enthaltenen Beautyvitamine A und E versorgen die Haut mit vielen wichtigen Nähr- und pflegenden Mineralstoffen. So geht's:

tipp:

SAUNAEFFEKT

Unter den Strahlen einer Rotlichtlampe ziehen Feuchtigkeit spendende Wirkstoffe noch besser in die Haut ein.

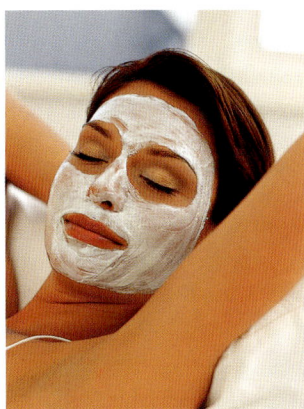

Sparen Sie beim Auftragen einer Maske die Lippen- und die empfindliche Augenpartie aus.

1. Zerdücken Sie eine reife Banane. Rühren Sie zwei Esslöffel Quark und ein Eigelb unter.
2. Die Mischung auf Gesicht und Hals auftragen. Nach 20 Minuten mit reichlich klarem Wasser nachspülen.

Apfelmaske (25 Minuten)

Gegen müde, blasse Haut:
1. Einen Apfel schälen und das Fruchtfleisch fein reiben.
2. Mit einem Esslöffel flüssigem Honig verrühren und auf das Gesicht auftragen.
3. Nach 20 Minuten mit warmem Wasser abspülen.

Kornblumenmaske (30 Minuten)

Die Wirkstoffe aus Kornblume und weißer Tonerde (beides aus der Apotheke) verfeinern das Hautbild, reduzieren die Talgabsonderung, nehmen überschüssiges Fett auf und regulieren ganz nebenbei den Stoffwechsel der Haut.
1. Übergießen Sie einen gehäuften Esslöffel getrockneter Kornblumenblüten mit einem Viertelliter kochendem Wasser. Lassen Sie den Sud auf Körperwärme abkühlen.
2. Geben Sie dann so viel weiße Tonerde zu, dass die Paste streichfähig wird.
3. Aufs Gesicht auftragen, 15 Minuten einwirken lassen und mit lauwarmem Wasser abwaschen.

Ölpackung für Hals und Dekolletee (30 Minuten)

Wenn Sie einmal etwas mehr Dekolletee zeigen wollen, ist diese Packung klasse. Denn sie polstert kleine Fältchen im Nu auf und lässt die Haut prall und rosig aussehen.
1. Geben Sie in eine Tasse zwei Esslöffel Nachtkerzen- und einen Esslöffel Jojobaöl.
2. Erwärmen Sie diese Ölmischung im Wasserbad auf Körpertemperatur, und tragen Sie sie mit einem Naturhaarpinsel (Künstlerbedarf) auf Hals und Dekolletee auf.
3. Damit nichts schmiert und kleckert, wickeln Sie erst Frischhaltefolie, dann ein angewärmtes Handtuch um die entsprechenden Partien. Lassen Sie alles etwa 20 Minuten einwirken.
4. Ölreste massieren Sie mit den Fingern in die Haut ein oder nehmen sie mit Kosmetiktüchern ab.

tipp:

DIE SUPERQUICKIES

Fertige Feuchtigkeitsmasken, die nicht mehr mit Wasser abgespült werden, sind eine ideale Unterlage für das Abend-Make-up (Reste einfach einmassieren). Fazit: Sie sparen sich das Eincremen.

Wellness total

Sie ziehen einen schnellen Energiekick den geruhsamen Minuten in der Wanne vor? Dann versuchen Sie es doch einmal mit Asia-Wellness, die liegt voll im Trend. Denn mit den Entspannungsmethoden aus Fernost löst sich Stress sofort in Luft auf.

Shiatsu

Shiatsu gilt als die japanische Variante der chinesischen Akupressur: Blockierte Energie wird durch sanften, aber tief wirkenden Druck auf spezielle Punkte entlang der Meridiane (Energiebahnen im Körper) wieder in Fluss gebracht. Auch durch Dehnen, Streichen oder Klopfen können Sie die Selbstheilungskräfte aktivieren, Durchblutung und Stoffwechsel ankurbeln sowie Wasser- und Hormonhaushalt regulieren. All das wirkt sich natürlich auch positiv auf unsere äußerliche Schönheit aus.

Auffrischen (5 Minuten)

Der ideale Muntermacher für zwischendurch oder nach einem stressigen Arbeitstag ist das Abklopfen der Meridiane. Jeder andere »Pushversuch« wirkt dagegen wie kalter Kaffee. Bevor Sie jedoch durchstarten, lesen Sie bitte die Infobox (unten)!

1. Klopfen Sie mit der rechten lockeren Faust den Nacken und die linke Schulter.
2. Strecken Sie Ihren linken Arm nach vorn (die Handfläche zeigt nach oben), und klopfen Sie den Arm von der Schulter bis zur Hand ab.
3. Drehen Sie den Arm um, so dass die Handfläche nach unten zeigt, und klopfen Sie von der Hand wieder bis zur Schulter hinauf.
4. Wiederholen Sie alles mit dem rechten Arm.
5. Klopfen Sie nun mit lockeren Fäusten die Beine ab. Beugen Sie dazu die Knie, und klopfen Sie vom Becken aus über den Po die Rückseite der Beine und die Fußaußenseiten bis zu den Zehen hinab.
6. Anschließend klopfen Sie die Innenseite der Beine entlang wieder nach oben (von den großen Zehen aus bis zum Rippenbogen).
7. Zum Schluss klopfen Sie mit leichter Faust über den Bauch und lassen die Hände etwa drei Zentimeter unter dem Nabel zur Ruhe kommen.

info:

SHIATSU-REGELN

➤ Stehen Sie aufrecht, die Schultern sind entspannt (am besten die Arme erst einmal baumeln lassen), der Kopf ist locker.

➤ Auch der Kiefer ist entspannt, der Mund leicht geöffnet.

➤ Lassen Sie Atmung und Bewegungen harmonisch zusammenfließen. Atmen Sie durch die Nase bis tief in den Bauch ein und durch den leicht geöffneten Mund wieder aus.

➤ Führen Sie jede Übung dreimal aus.

Der Seele Flügel verleihen

In allen fernöstlichen Lehren spielt der Atem eine sehr elementare Rolle, weil er unser Wohlbefinden auf subtile Weise beeinflusst. Strömt er frei durch den Körper, fühlen wir uns im Einklang mit uns und der Welt. Sind wir aber gestresst, atmen wir hektisch und unregelmäßig. Manchmal stockt uns der Atem sogar. Versuchen Sie bei der folgenden Atemübung also nicht, Ihren Atem zu kontrollieren, die Luft anzuhalten oder besonders tief zu atmen. Außer Schwindelgefühlen bringt das nichts. Schwingen Sie lieber!

Atemübung (5–10 Minuten)

1. Stellen Sie sich barfuß hin, und schließen Sie die Augen.
2. Lassen Sie die Arme links und rechts um den Rumpf schwingen – und den Atem einfach kommen und gehen.
3. Schwingen Sie, solange es Ihnen gut tut. Spüren Sie anschließend den Schwingungen in Ihrem Körper nach.

Moxen

Lustiger Name für eine der ältesten chinesischen Entspannungsmethoden. Beim Moxen stimulieren mit getrocknetem Beifuß (chinesisch: moxa) gefüllte Kegel oder Stangen verschiedene Punkte des Körpers.
Und so funktioniert das Moxen: Setzen Sie den Kräuterkegel auf einen bestimmten Stimulanzpunkt des Körpers (siehe unten), und zünden Sie ihn an. Die Wärme und die Wirkstoffe des Beifuß tun ihr Möglichstes, um die körpereigenen Selbstheilungskräfte zu stärken und neue Energie zu verleihen. Vorsicht: Berühren Sie die Haut nicht mit der Glut!

Energiekick (20 Minuten)

Wenn Sie sich ausgepowert fühlen, hilft die Stimulanz der folgenden vier Punkte:
1. Zu Beginn halten Sie die Moxa-Zigarre auf den so genannten »Drehpunkt des Lebens«, der vier Finger breit unter dem Bauchnabel liegt.

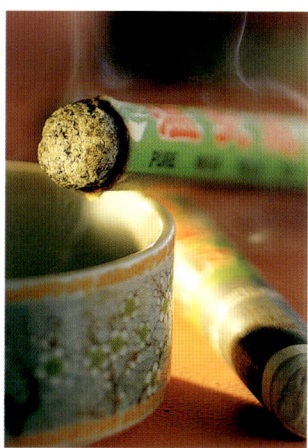

Der Geruch von Moxa-Stangen ist sehr intensiv. Moxen Sie daher bei offenem Fenster oder im Bad.

2. Nach fünf Minuten wandern Sie weiter zum »Energiemeer«, indem Sie mit der Moxa-Stange zwei Finger breit nach oben rutschen.
3. Anschließend wandern Sie noch weiter nach oben – auf den Punkt mittig zwischen Nabel und Brustbein.
4. Zum Schluss messen Sie dann noch vier Finger breit von der Mitte des unteren Randes der Kniescheibe zum Boden und von dort eine Daumenbreite nach außen. Die Stimulierung beim anderen Bein wiederholen.

Balance für **Körper** und **Geist**

Noch mehr Lust auf Bewegung? Wie wäre es dann mit Balancing? Der Name ist Programm: Durch die ungewohnten Bewegungen muss der Körper ständig kämpfen, um winzige Gleichgewichtsverlagerungen auszugleichen. Da Ihr Nervensystem dabei auf Hochtouren läuft, wird gleichzeitig mächtig viel neue Energie freigesetzt.

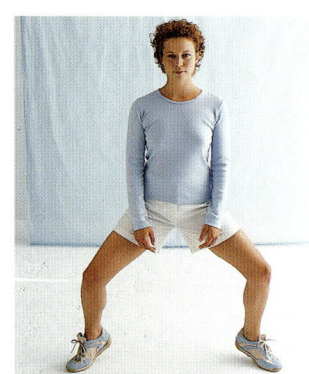

Spitzenstand
1. Stehen Sie aufrecht und mit gegrätschten Beinen. Die Fußspitzen zeigen nach außen, die Knie sind leicht gebeugt.
2. Arme hängen lassen. Po und Bauch anspannen.
3. Heben Sie gleichzeitig beide Fersen vom Boden ab, zählen Sie bis drei, und senken Sie sie dann wieder ab.
➤ Insgesamt zwölfmal

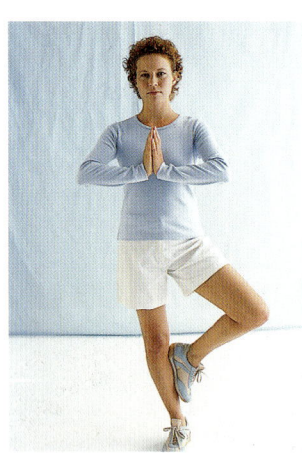

Baum
1. Lehnen Sie den linken Fuß an die rechte Wade.
2. Legen Sie die Hände in Brusthöhe aneinander. Ellenbogen zeigen nach außen.
3. Stellen Sie sich vor, Sie wären wie ein Baum tief im Boden verwurzelt.
4. Nach 60 Sekunden heben Sie die Arme über den Kopf, ohne die Handhaltung zu verändern. Nach 20 Sekunden: zurück in die Grundposition.
➤ Seitenwechsel

Standwaage
1. Bleiben Sie stehen.
2. Ziehen Sie das rechte Knie zum Bauch, und strecken Sie es dann langsam nach hinten. Drücken Sie dabei die Ferse nach unten. Strecken Sie beide Arme nach vorn.
3. Führen Sie das Knie langsam wieder zum Bauch, und lassen Sie die Arme sinken.
4. Strecken Sie Bein und Arme wieder.
➤ Pro Seite zwölfmal

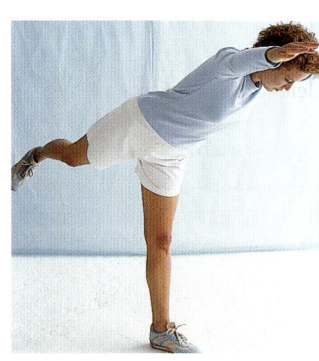

BALANCE FÜR KÖRPER UND GEIST

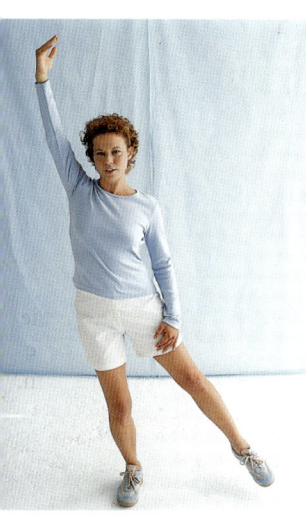

Schwalbe

1. Stellen Sie sich wieder aufrecht und mit geradem Rücken hin. Die Beine sind geschlossen. Verlagern Sie das Gewicht auf das rechte Bein, und beugen Sie die Knie leicht.
2. Heben Sie das linke Bein zur Seite und den rechten Arm schräg nach oben. Der linke Arm hängt locker herab.
3. Halten Sie diese Stellung etwa drei Minuten. Atmen Sie dabei tief ein und aus.
➤ Pro Seite zwölfmal

Rückenbalance

1. Gehen Sie in den Vierfüßlerstand. Die Hände liegen genau unter den Schultern.
2. Strecken Sie das rechte Bein nach hinten. Ziehen Sie dabei die Fußspitze nach vorn. Heben Sie den linken Arm vom Boden, winkeln Sie ihn an, und legen Sie die Finger ans linke Ohr. Der Ellenbogen zeigt nach außen.
3. Senken Sie den Ellenbogen langsam zum Boden, ohne ihn ganz abzusetzen, und heben Sie ihn dann wieder an.
➤ Nach zwölf Wiederholungen wechseln Sie die Seite

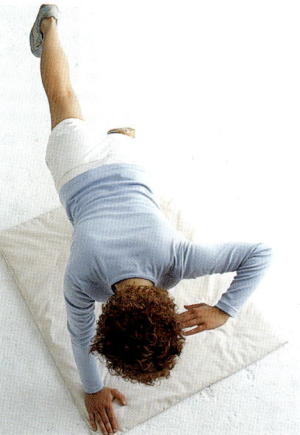

info:

BALANCING-MUSTS

➤ Der Rücken bleibt bei allen sechs Übungen gerade.

➤ Halten Sie auch bei anstrengenden Positionen nie die Luft an, sondern atmen Sie stets gleichmäßig ruhig und tief.

Bauchdruck

1. Bleiben Sie im Vierfüßlerstand. Heben Sie das rechte Knie vom Boden, und drücken Sie mit der linken Hand dagegen. Leisten Sie dem Druck mit dem Bein Widerstand.
2. Halten Sie die Spannung fünf Sekunden. Locker lassen und ein zweites Mal gegen das Bein drücken.
➤ Seitenwechsel

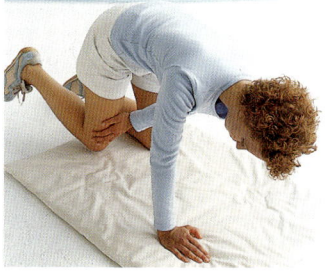

Die 11 besten Gute-Laune-Tipps

Mit diesen elf tollen Anti-Stress-Rezepten sind Sie im Nu wieder gut drauf. Und das sieht man Ihnen auch an – zu jeder Tageszeit. Los geht's!

Lachen macht schön, Gähnen entspannt (1 Minute)

Nur keine Hemmungen! Wer viel und herzhaft lacht, sich ausgiebig streckt und genüsslich gähnt, tankt mehr Sauerstoff. Außerdem löst jedes Lächeln eine Kettenreaktion im Gehirn aus: Die Produktion von Glückshormonen wird auf der Stelle angekurbelt, die der Stresshormone entsprechend gedrosselt und das Immunsystem stark stimuliert.

Zitruskick (1 Minute)

Die ätherischen Öle aus Zitrone, Limone, Mandarine und Co wirken bei einem Stimmungstief wahre Wunder. Am schnellsten machen Sie sich diese Wirkung zunutze, wenn Sie nach dem Duschen ein erfrischendes Bodysplash aufsprühen. Auch gut: Zitrusöl für die Duftlampe.

Schokolade (1 Minute)

Klar: Ein Stück Obst ist gesünder und hat weniger Kalorien. Aber Schokolade macht nachgewiesenermaßen glücklich. Außerdem: Wer immer auf »Light« setzt, provoziert die nächste Heißhungerattacke erst recht. Wichtig: Lassen Sie sich die Süßigkeit ganz genüsslich auf der Zunge zergehen, halten Sie die Welt für eine Sekunde an. Und greifen Sie nicht gleich zum nächsten Stück.

Löffeltrick (3 Minuten)

Schnelles Patentrezept gegen Sorgenfalten: Legen Sie einen Teelöffel in Eiswasser, einen zweiten in heißes Wasser. Pressen Sie den kalten Löffel sechs Sekunden gegen den Punkt zwischen den Augenbrauen, und ziehen Sie ihn

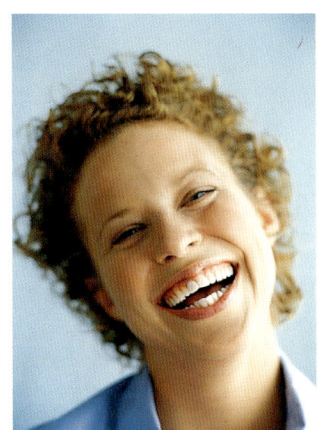

Lachen macht schön! Dafür sorgen körpereigene Glückshormone und entspannte Gesichtszüge.

dann langsam nach oben bis zur Stirnmitte. Wiederholen Sie dasselbe mit dem warmen Löffel. Im Wechsel insgesamt dreimal.

Cool down (5 Minuten)

Wirkt beruhigend und ausgleichend: Träufeln Sie zwei bis drei Tropfen ätherisches Lavendel- oder Rosenöl auf ein Taschentuch. Machen Sie es sich auf dem Sofa bequem, schließen Sie die Augen, und legen Sie das Tuch auf Ihr Gesicht. Ruhig und tief in den Bauch atmen.

Wake up (5 Minuten)
Antriebslos? Auch bei Durchhängern können Sie auf die Kraft ätherischer Öle setzen. Schnuppern Sie einfach an Bergamotte oder Rosmarin.

Flamencoqueen (5 Minuten)
Flatternde Nerven vor dem Date? Stellen Sie sich gerade hin, spielen Sie die Selbstbewusste: Kopf hoch, Brust raus! Denken Sie an die stolze Haltung und die Ausstrahlung einer Flamencotänzerin. Spüren Sie, wie Sie sich innerlich aufrichten? Die Ursache: Zwischen unserer Körperhaltung und unserer Laune besteht eine klare Wechselwirkung. Durch die aufrechte Haltung verbessert sich der Energiefluss, und die Muskulatur lockert sich. Effekt: Sie fühlen sich sofort ausgeglichener und schöner.

Duftmassage (5 Minuten)
Macht den Kopf schön frei und wirkt wunderbar beruhigend: Massieren Sie ein paar Tropfen Rosenöl mit sanftem Druck aller zehn Fingerspitzen in die Kopfhaut ein. Verteilen Sie dann das Öl mit einer weichen Bürste im Haar, und kneten Sie Nacken und Schulterregion mit etwas Öl. **Tipp:** Wenn Sie feines Haar haben, verzichten Sie besser auf das Einkämmen des Öls, damit die Frisur nicht strähnig herabhängt.

Lotussitz (5–10 Minuten)
Der Entspannungsklassiker aus Fernost beruhigt gereizte Nerven und fördert die Konzentration. Setzen Sie sich mit geradem Rücken im Schneidersitz auf ein Meditationskissen oder eine Decke. Legen Sie die Hände mit den Handflächen nach oben auf die Knie, und schließen Sie die Augen. Atmen Sie tief und ruhig, und bleiben Sie so lange in der Stellung, wie es Ihnen angenehm ist.

Tanzen (10 Minuten)
Ran an den CD-Player! Denn Musik macht gute Laune und löst jede Menge positiver Gefühle aus. Schon zehn Minuten genügen, um die Nerven zu stärken. Und zwar unabhängig von der Musikwahl.

Powernapping (15 Minuten)
Wenn Sie einfach zum Umfallen müde sind: Ab aufs Sofa. Stellen Sie den Wecker, schnappen Sie sich eine Schlafbrille, und ruhen Sie. Ganz wichtig: Nicht länger als ein Viertelstündchen liegen bleiben, sonst werden Sie nur noch müder.

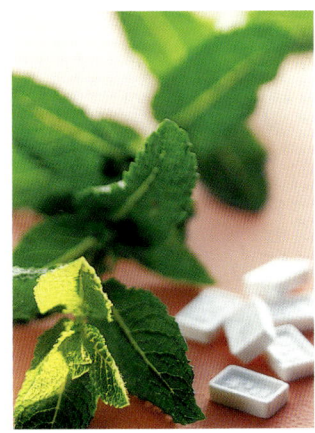

Minze ist ein wahrer Energizer: Sie hilft sogar gegen Spannungskopfschmerzen und Übelkeit.

Gesucht – gefunden

Buchtipps

Barclay, Sarah: Be beautyful! Tipps und Tricks für ein strahlendes Aussehen; Mosaik bei Goldmann Verlag, München

Faust, Susanne/Lockstein Carolin: Relax! Der schnelle Weg zu neuer Energie; Gräfe und Unzer Verlag, München

Frohn, Birgit: Anti-Aging; Gräfe und Unzer Verlag, München

Holdau, Felicitas: Einfach gut drauf; Gräfe und Unzer Verlag, München

Pittroff, Uschka/Wolf, Silvia: Beauty! Alles für Schönheit und Ausstrahlung; Gräfe und Unzer Verlag, München

Pittroff, Uschka/Niemann, Christina/Regelin, Petra: Wellness; Gräfe und Unzer Verlag, München

Schutt, Karin: Ayurveda. Sich jung fühlen ein Leben lang; Gräfe und Unzer Verlag, München

Werner, Monika: Ätherische Öle für Wohlbefinden, Schönheit und Gesundheit; Gräfe und Unzer Verlag, München

Hilfreiche Adressen

Europäisches Shiatsu Institut (ESI) München
Freystraße 4
80802 München
www.shiatsu.de
Mein besonderer Dank gilt Klaus Metzner, dem Leiter des Münchner Instituts.

Gesellschaft für Shiatsu Deutschland (GSD)
Beerenweg 1d
22761 Hamburg
www.shiatsu-gsd.de
Berufsverband (Infos und bundesweite Therapeuten-Listen).

SHENDO Institut Süd
Gut Tiefenbrunn
82229 Seefeld
www.shendo.de
Herzlichen Dank an Dozentin Benedikta Karl für ihre »handgreifliche« Unterstützung.

Deutscher Wellness Verband e. V.
Wetterstraße 7
40233 Düsseldorf
www.wellnessverband.de

Sachregister

Abdeckstift 9
Äderchen, rote 10
Anti-Stress-Shake 26
Anti-Stress-Strategien 35
Apfelbäckchen 14
Apfelmaske 39
Atemübung 41
Ätherische Öle 44
Augen 21 f., 26 f.
– gerötete 5, 11
– geschwollene 21 f.
– kleine 11
– müde 22
– strahlende 11
Augenbrauen 6 f., 9, 12, 16
Augenringe 10
Augenworkout 27

Badezusätze 36 f.
Balancing 42 f.
Bananenmaske 38 f.
Beine 33
Blick, klarer 33
Brillenträgerinnen 11

Camouflagecreme 10
Concealer 7, 10

Dekolletee 33, 39
Duftmassage 45

Eckiges Gesicht 12
Eingerissener Nagel 15
Entspannte Gesichtszüge 33
Entspannungsmethoden 40
Eyeliner 11, 14

SACHREGISTER

Face-Shower 26
Fältchen 10, 38
Farbbäder 37
Farbiger Puder 5
Festiger 24
Fettglanz 14
Fitness-Quickies 28
Flecken, hektische 10, 19, 32
–, rote 32
Fleckiges Make-up 14
Fliegenbeine 11
Fliegendes Haar 27
Föhntechnik 25
Foundation 5 f., 15
Fußbad 32 f.

Gähnen 44
Gel 24 f.
Gereizte Kopfhaut 28
Gerötete Augen 5
Gesicht, eckiges 12
– rundes 12
Gesichtsmassage 22 f.
Gesichtszüge, entspannte 33
Glanzspray 24
Gloss 6 ff.
Gurkenmaske 38

Haardeos 24
Haare 16 f.
Haarspray 24
Hals 39
Handmassage 32
Hängende Mundwinkel 13
Happy-Hour-Cocktail 32
Haut, irritierte 26
Hektische Flecken 10, 19, 32
Highlighter 6 f., 9

Irritierte Haut 26

Kater 22
Klarer Blick 33
Klarer Teint 10
Kleine Augen 11
Kompresse 20
Kopfhaut, gereizte 28
Kopfweh 22
Kornblumenmaske 39
Krümelnde Mascara 15

Lachen 44
Leinsamenmaske 38
Lidstrich 14
Lippen, schmale 12 f.
Lippenpeeling 13
Lippenstift 5 ff., 13
Lippenstiftpatzer 14
Lotussitz 45

Make-up, fleckiges 14
Mascara, krümelnde 15
Mascaraflecken 15
Masken 38 f.
Mini-Facelift 21
Minimassage 21
Moxen 41
Müde Augen 22
Mundwinkel, hängende 13

Nackendehnung 29
Nackenmassage 29
Nackenstretching 29
Nägel 13, 16
Nagel, eingerissener 15
Nagellack 16
Nagellackpatzer 15

Öle, ätherische 36, 44
Ölpackung 39

Pickel 5, 10, 19
Pony, verschnittener 16
Powernapping 45
Powertee 32
Puder, farbiger 5

Rote Äderchen 10
– Augen 11
– Flecken 32
Rötungen 11
Rouge 8 f., 12
– dosieren 12
– platzieren 12
Rundes Gesicht 12

Schlupflider 5, 11
Schmale Lippen 12 f.
Schnittverletzungen 17
Schweiß 17, 38
Selbstbräuner 17
Shiatsu 40
Sonnenbrand 17
Splash-Technik 20
Strahlende Augen 11
Stress 19, 28, 35

Tagescreme 6 f.
Tanzen 45

Wake-up-Cocktail 20
Wangen 12
Wickler 25
Wimpern 11 f.

Zähne 13, 15

Über die Autorin

Elisabeth Hör-Bogacz studierte in München die »Klassiker« Germanistik, Kommunikationswissenschaften und Politik. Nach Ausflügen in die Lokalszene (»Prinz«, »Münchner Stadtmagazin«, »Live aus dem Alabama«) wurde sie bei dem deutschen Zeitgeist-Magazin »Wiener« Jägerin der neuesten Trends. Als Redakteurin, Textchefin und Autorin arbeitet(e) sie für überregionale Frauenzeitschriften (u. a. »Freundin«, »Marie Claire«, »Wellfit«). Seit sie dem Glimmstengel die rote Karte gezeigt hat, ist sie speziell an Naturheilmethoden, Wellness und Psychologie interessiert. Aber auch der Kultur (Musik, Film) und dem Trendreport gilt nach wie vor ihre Leidenschaft.

Wichtiger Hinweis

Die Vorschläge des vorliegenden Buches wurden sorgfältig recherchiert und haben sich in der Praxis bewährt. Alle Leserinnen und Leser sind jedoch aufgefordert, selbst zu entscheiden, ob und inwieweit sie die Anregungen aus diesem Buch umsetzen wollen. Autorin und Verlag übernehmen keine Haftung für die Resultate.

Bildnachweis

Gettyimages/Stone: Titelfoto
GU: S. 1, 13, 24, 26, 34, 41, 45 (Manfred Jahreiß), 4, 10, 11, 12 (Christin Losta), 18, 20, 21, 23, 32, 36, 37 (Michael Leis), 25 (Reiner Kaltenbach), 27 (Tom Roch), 28, 42, 43, 44 (Bärbel Büchner), 29 (Martin Wagenhan), 30 (Studio Schmitz), 31 (Andreas Hoernisch), 38 und 39 (Nicolas Olonetzky);
Jahreszeiten-Verlag: S. 7, 8, 9 (Bob Leinders), 14, 16 (Oliver Klocke)

Impressum

2003 Gräfe und Unzer Verlag GmbH, München
Alle Rechte vorbehalten. Nachdruck, auch auszugsweise, sowie Verbreitung durch Film, Funk, Fernsehen und Internet, durch fotomechanische Wiedergabe, Tonträger und Datenverarbeitungssysteme jeder Art nur mit schriftlicher Genehmigung des Verlages.

Redaktionsleitung:
Ulrich Ehrlenspiel
Redaktion: Barbara Fellenberg
Lektorat und Gestaltung:
Sylvie Hinderberger
Layout: Heinz Kraxenberger
Umschlag: independent Medien-Design
Herstellung: Helmut Giersberg
Lithos: W & Co., München
Druck/Bindung: Alcione, Trento

ISBN 3-7742-5699-3

Auflage	5.	4.	3.	2.	1.
Jahr	07	06	05	04	03

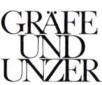

Ein Unternehmen der
GANSKE VERLAGSGRUPPE